伤寒论精解

姜庆荣◎编著

四川科学技术出版社

图书在版编目（CIP）数据

伤寒论精解 / 姜庆荣编著 . —— 成都：四川科学技
术出版社，2024.5
ISBN 978-7-5727-1356-9

Ⅰ . ①伤… Ⅱ . ①姜… Ⅲ . ①《伤寒论》—研究
Ⅳ . ① R222.29

中国国家版本馆 CIP 数据核字 (2024) 第 103772 号

伤寒论精解
SHANGHANLUN JINGJIE

编 著 姜庆荣

出 品 人	程佳月
选题策划	鄢孟君 谢 普
责任编辑	万亭君
助理编辑	翟博洋
营销编辑	赵 成
封面设计	弘源文化设计部·李舒园
版式设计	韩亚群
责任出版	欧晓春
出版发行	四川科学技术出版社
地　　址	四川省成都市锦江区三色路238号新华之星A座
	邮政编码：610023　传真：028-86361756
成品尺寸	155 mm × 220 mm
印　　张	14　字　数　280 千
印　　刷	天津海德伟业印务有限公司
版　　次	2024年5月第1版
印　　次	2024年6月第1次印刷
定　　价	58.00元

ISBN 978-7-5727-1356-9

目 录

第一章 《伤寒论》题记

新刻伤寒论序

　　《伤寒论》为文简严而寓意渊奥，虽为六经，法有详略。详者义例甄明，非长余也，略者指趣该洽，非缺落也。散之若截然殊科，融之则约于一贯。顾读而用之者何如耳，儒者既不暇读，医流又鲜能读，是以微辞要义，秘而不宣。至谓此非全书，直欲分门平叙，续臆说以为奇，杂群方而云备，使矿镠合冶，貂犬同裘，如《活人》《杀车》等书，皆仲景之螟螣也。余观成氏注，盖能独究遗经，与之终始，多所发明，间虽依文顺释，如传大将之令于三军，不敢妄为增易，听者惟谨行自得之，其有功于是书不浅也。顾世未有雠其声而徒逐其响者，于是论注同淹，惜哉！夫医流相沿如是，则无望其出神奇，以上契千载之妙用，不幸有得是疾，而能逃医僇于喉吻者，其几人哉？余里人汪君处敬，为是愍恻，务购善本，反复校雠，惧其传之不远也。则遂锓刻以为公。噫！医之《素问》《灵枢》，视儒之六经，若《伤寒论》可视《语》《孟》，六经《语》《孟》之书具存，非读之不能晓析，而司活民之寄者，顾有舍之，而忍其沟壑之盈？至如此书，世既罕见，卒读而通之不易，矧非有活人之寄而务好之以杜夫医僇之冤。斯二者用心之为异，岂不远哉。余故窃有感焉，而为之序。

嘉靖二十四年岁在乙巳夏六月
望歙岩镇吕滨郑佐书

刻伤寒论序

　　序曰：医自轩岐之学不传，惟《素》《难》二书，又多舛缺，遗文奥旨，代寡玄紊。末学昧于原本，任疑用独，而经乃樊乱。逮后汉张长沙

1

氏，始因《素问·热论》，广伊尹汤液，肆为论说，发其疑义，而经复一明。既而撰次于王叔和，注释于成无己。厥后庞、朱、韩、许之流，因亦互有开发，提纲揭要，无越乎吐、汗、下、温四法而已。盖一证一方，万选万中，回生起死，千载合符，陶隐居称为群方之祖，孙真人叹其特有神功，岂无徵哉！然方土异宜，古今殊运，阴阳虚实之交错，其候至微，发汗、吐、下之相反，其祸至速，无以庸工固滞，迷误弗省。致微痾成膏肓之变，沉痼绝苏起之望，有由然矣。大都此书条贯虽明，词旨雅奥，时俗难入，具眼几何？故医门罕读，鬻者莫售，剞劂经王传，又往往反复后先，鲁鱼相杂，板本漫缺，好古者致憾于斯。嗟乎！《脉诀》出而《脉经》隐，《百问》行而《伤寒论》乖，譬之俗儒，专诵时文而昧经传，其失均也。汪子希，说氏以博雅名家，慨俗学之昏迷，愍蒸民之夭札，出其家藏善本，视汪处敬氏三复雠校，乃命入梓，而问序于余。余故以多病，好医而未能也。然耽味仲景之论有年矣，辄援古诏今，溯其流委于卷后，且以嘉二子之有功于长沙也。学者诚能酒精斯籍，讨其旨归，斯可以凌驾前贤，仁寿当代矣。

嘉靖乙巳之吉新安篁南江瓘撰

注解伤寒论序

夫前圣有作，后必有继而述之者，则其教乃得著于世矣。医之道源自炎黄，以至神之妙，始兴经方。继而伊尹以元圣之才，撰成《汤液》，俾黎庶之疾疢，咸遂蠲除，使万代之生灵，普蒙拯济。后汉张仲景，又广《汤液》为《伤寒卒病论》十数卷，然后医方大备，兹先圣后圣，若合符节。至晋太医令王叔和，以仲景之书，撰次成叙，得为完秩。昔人以仲景方一部为众方之祖，盖能继述先圣之所作，迄今千有余年，不坠于地者，又得王氏阐明之力也。《伤寒论》十卷，其言精而奥，其法简而详，非寡闻浅见所能赜究。后虽有学者，又各自名家，未见发明。仆忝医业，自幼徂老，耽味仲景之书五十余年矣，虽粗得其门而近升乎堂，然未入于室，常为之慊然。昨者，邂逅聊摄成公，议论赅博，术业精通，而有家学，注成伤寒十卷，出以示仆，其三百九十七法之内，分析异同，彰明隐奥，调陈脉理，区别阴阳，使表里以昭然，俾汗下而灼见；百一十二方之后，通明名号之由，彰显药性之主，十剂轻重之攸分，七精制用之斯见，别气味之所宜，明补泻之所适，又皆引内经，旁牵众说，方法之辨，莫不允当，实前贤所未言，后学所未识，是得仲景之深意者也。昔所谓慊然者，今悉达其奥矣！亲睹其书，诚难默默，不揆荒芜，聊序其略。

时甲子中秋日洛阳严器之序

伤寒卒病论集（原序）

论曰：余每览越人入虢之诊，望齐侯之色，未尝不慨然叹其才秀也。怪当今居世之士，曾不留神医药，精究方术，上以疗君亲之疾，下以救贫贱之厄，中以保身长全，以养其生，但竞逐荣势，企踵权豪，孜孜汲汲，惟名利是务，崇饰其末，忽弃其本，华其外而悴其内，皮之不存，毛将安附焉？卒然遭邪风之气，婴非常之疾，患及祸至，而方震栗，降志屈节，钦望巫祝，告穷归天，束手受败，赉百年之寿命，持至贵之重器，委付凡医，恣其所措，咄嗟呜呼！厥身已毙，神明消灭，变为异物，幽潜重泉，徒为啼泣，痛夫！举世昏迷，莫能觉悟，不惜其命，若是轻生，彼何荣势之云哉？而进不能爱人知人，退不能爱身知己，遇灾值祸，身居厄地，蒙蒙昧昧，惷若游魂。哀乎！趋世之士，驰竞浮华，不固根本，忘躯徇物，危若冰谷，至于是也！

余宗族素多，向余二百，建安纪年以来，犹未十稔，其死亡者，三分有二，伤寒十居其七。感往昔之沦丧，伤横夭之莫救，乃勤求古训，博采众方，撰用《素问》《九卷》《八十一难》《阴阳大论》《胎胪药录》，并平脉辨证，为《伤寒杂病论》，合十六卷，虽未能尽愈诸病，庶可以见病知源，若能寻余所集，思过半矣。

夫天布五行，以运万类，人禀五常，以有五藏，经络府俞，阴阳会通，玄冥幽微，变化难极，自非才高识妙，岂能探其理致哉！上古有神农、黄帝、岐伯、伯高、雷公、少俞、少师、仲文，中世有长桑、扁鹊，汉有公乘阳庆及仓公，下此以往，未之闻也。观今之医，不念思求经旨，以演其所知，各承家技，终始顺旧，省疾问病，务在口给，相对斯须，便处汤药，按寸不及尺，握手不及足，人迎趺阳，三部不参，动数发息，不满五十，短期未知决诊，九候曾无仿佛，明堂阙庭，尽不见察，所谓窥管而已。夫欲视死别生，实为难矣。

孔子云：生而知之者上，学则亚之，多闻博识，知之次也。余宿尚方术，请事斯语。

伤寒论序

夫《伤寒论》，盖祖述大圣人之意，诸家莫其伦拟。故晋皇甫谧序《甲乙针经》云："伊尹以元圣之才，撰用《神农本草》，以为《汤液》；汉张仲景论广《汤液》为十数卷，用之多验；近世太医令王叔和，撰次仲景遗论甚精，皆可施用。"是仲景本伊尹之法，伊尹本神农之经，得不谓祖述大圣人之意乎？张仲景《汉书》无传，见《名医录》云：南阳人，名机，仲景乃其字也。举孝廉，官至长沙太守。始受术于同郡张伯祖，时人言，识用精微过其师。所著论，其言精而奥，其法简而详，非浅闻寡见者所能及。自仲景于今八百余年，惟王叔和能学之。其间如葛洪、陶弘景、胡洽、徐之才、孙思邈辈，非不才也，但各自名家，而不能修明之。开宝中，节度使高继冲，曾编录进上，其文理舛错，未尝考正；历代虽藏之书府，亦阙于雠校。是使治病之流，举天下无或知者。国家诏儒臣校正医书，臣奇续被其选。以为百病之急，无急于伤寒。今先校定张仲景《伤寒论》十卷，总二十二篇，证外合三百九十七法，除复重，定有一百一十二方。今请颁行。

太子右赞善大夫臣高保衡、尚书屯田员外郎臣孙奇、尚书司封郎中秘阁校理臣林亿等谨上

第二章　辨太阳病脉证并治

太阳病之太阳包括手太阳、足太阳二经和膀胱、小肠二腑。足太阳经外居体表，内属于膀胱之腑。膀胱位于下焦，内藏津液，与肾互为表里。肾中阳气蒸化膀胱所藏之津液，使之达于体表，行于其经，即为太阳之气。太阳之气行于体表者，隶属于卫气。卫气生化于肾中之元阳，肾与膀胱为表里，故卫气首先运行于足太阳膀胱经。卫气昼行于阳，夜行于阴，有肥腠理、温分肉、司开合、卫外固表、抵御外邪之功，是保护人体的第一道屏障。卫气虽出于下焦，但其功能的发挥，必依赖于中焦的资助、上焦的开发，其中重要的是依赖于肺气的宣发与输布，才能发挥熏肤、充身、泽毛、若雾露之溉的作用，因此，太阳主表与肺主皮毛是相互协调的。由于太阳之腑内合于肾，太阳之经外连督脉，得肾之元阳之资，督脉阳气之助，故太阳为阳气最旺之经；而太阳之腑藏津液而主气化，也与卫气关系最为密切。

当病邪侵袭人体之时，正气奋起抗邪，就发生太阳病，又称表证。因病属初起，正气旺盛，抵抗力较强，证候表现多属阳性。太阳病之病因多为外邪侵袭，病程为初期阶段，病位在一身之表，病性多属阳实范畴，为六经病的第一阶段。

【原文】

太阳之为病，脉浮①，头项强痛②而恶寒③。

【词解】

①浮：脉象浅表，轻按即得，主表证。

②头项强痛：头部与项部僵硬疼痛，有拘紧感。项，是颈的后部；强（jiāng），僵硬，不柔和。

③恶寒：厌恶寒冷。恶（wù），憎恨、讨厌之意。

【释义】

本条为太阳病脉症提纲。

本条开宗明义，概括地阐明典型的太阳表证之主要脉象和症状。太阳主一身之表，为六经之藩篱，统摄机体营卫之气，有保护肌表、抗御外邪的功能。外邪侵袭人体，首先影响太阳经。《伤寒论·伤寒例》云："凡伤寒之病，多从风寒得之。"风寒之邪侵袭机体，太阳首当其冲，正邪交争于体表，便出现脉浮、头项强痛而恶寒的脉症，是太阳表证的主要病症，可见于太阳表证的各种类型，因而本条是太阳表证的提纲证。

风寒侵袭机体，机体的最早反应就是气血趋向体表以抗邪。由于外邪袭表，正气奋起抗争，气血充盛于外，故脉应之而浮。太阳经脉起于目内眦，上额，交巅，入络脑，还别下项，挟脊抵腰。外邪束表，太阳经脉受邪，气血流行不畅，筋络拘挛不舒，故重者可见头项僵硬疼痛，轻者则转动不够灵活。《灵枢·本脏》曰："卫气者，所以温分肉，充皮肤，肥腠理，司开合者也。"风寒之邪外束肌表，卫气被遏，功能失调，不能正常发挥其温分肉、充皮肤、肥腠理、司开合的功能，不能正常卫外，所以症见恶寒。

"脉浮"是外邪袭表、卫气向外抗邪的反映，揭示病位在表，正气未虚，为表病的主脉。"恶寒"是太阳病出现最早和贯穿始终的症状，后人将其作为诊断太阳表证的必有症状，并总结出"有一分恶寒，便有一分表证"的规律和经验。"脉浮、头项强痛、恶寒"三症并见，反映了外邪侵袭太阳，人体肌表受邪，正邪交争于体表的病理机转，是太阳病的基本特征，也是表证的共有症状，所以列在太阳病篇之首。以下凡称太阳病时，多含有此组脉症。也就是说，凡见此组脉症，即可诊断为太阳病。

外感病初起，卫气奋起抗邪，正邪交争于体表，多数病人会有"发热"症状，但本条却没有将"发热"列入提纲证中。究其原因：太阳病初起，发热较恶寒出现稍晚，早期未必都能见到。如论中描述太阳伤寒表实证时就有"或已发热，或未发热，必恶寒"之说，提示太阳病发热有迟有早，未必都能及时见到，但恶寒则是早期就有的必见之症，是为"必恶寒"。

"脉浮、头项强痛、恶寒"三症同时并见于外感病的早期才是太阳表证。如只有恶寒，而脉象不浮甚或沉微，则有可能是三阴虚寒病证，尤其是少阴阳虚寒化证，心肾阳气虚衰，阴寒内盛，常见恶寒，且四肢逆冷，下利清谷，后世称之为"形寒怕冷"，这是阳虚不能温煦周身所致，与太阳表证的恶寒相去甚远，临床需仔细辨别，切勿混淆。

【原文】

太阳病，发热，汗出，恶风①，脉缓②者，名为中风③。

【词解】

①恶风：风吹到身上不舒服，恶寒之轻者。

②脉缓：与紧脉相对而言，脉象宽柔和缓，非怠慢迟缓之意。

③中风：中医证候名，以"发热，汗出，恶风，脉缓"为主要临床表现，是外感病邪所引起的一种太阳表虚证，与内伤杂病的中风病不同。中（zhòng），感受。

【释义】

本条讲述太阳病中风证的主要脉症。

本条前有"太阳病"三字，即包含有"脉浮，头项强痛而恶寒"的脉症，也就是在太阳病提纲证的基础上又见有"发热，汗出，恶风，脉缓"，是为太阳"中风"之证。

本证系因风寒袭表、营卫失调所致。由于风寒侵袭而风邪偏盛，风邪伤卫，卫阳浮盛于外，与邪气交争，故发热；风性疏泄且伤于卫阳，使卫外失固，营不内守，营阴外泄，故见汗出；汗出肌腠疏松，不胜风袭，故云恶风，结合提纲证，实则是恶风寒；又因汗出，营阴外泄，故脉搏松弛宽缓而呈柔和之象。《灵枢·邪气脏腑病形》描述："脉缓者，尺之皮肤亦缓。"张介宾释之曰："缓者，缓纵之状。"均有松软柔和之意。再者，此处的脉"缓"是与脉"紧"相比较而言的。原文"脉阴阳俱紧"，紧若弓弦之张，强调恶寒至甚的收引凝敛。本条之"缓"，则缓如弓弦之弛，有松软柔和之象。故本证脉"缓"，并非后世"迟缓"之谓。太阳中风脉"缓"，虽然是反映了局部脉象的特征，但同时也揭示了全身肌肤缓纵、腠理疏松的表象，故"汗出"与"脉缓"并见，这才符合"太阳中风表虚证"的基本病机。因此，在太阳中风表虚证的脉症中，尤以汗出、脉浮缓为特征，因为它既能确立太阳中风证"营卫不和、营弱卫强"的病机，同时又能区别于无汗、脉浮紧的太阳伤寒表实证。

由于太阳中风是以汗出、脉浮缓为特征，故后世医家习称其为太阳中风表虚证。必须注意的是，这里所说的"表虚"，并不是真正的虚证，而仅仅是肌表腠理稍疏、卫外功能不强之意，因为这只是与原文无汗而"脉阴阳俱紧"之伤寒表实证相对而言的。

【原文】

太阳病，或已发热，或未发热，必恶寒，体痛，呕逆，脉阴阳俱紧①者，名为伤寒②。

【词解】

①脉阴阳俱紧：寸、关、尺三部脉象都是浮紧的。寸脉为阳，尺脉为阴，此处是指寸、关、尺三部脉来均有紧束、紧张之象。

②伤寒：中医证候名，以"或已发热，或未发热，必恶寒，体痛，呕逆，脉阴阳俱紧"为主要临床表现，是外感病邪所引起的一种太阳表实证，属狭义上的伤寒。

【释义】

本条讲述太阳病伤寒证的主要脉症。

本条前有"太阳病"三字，即包含有"脉浮，头项强痛而恶寒"的脉症，也就是在太阳病提纲证的基础上又见有"或已发热，或未发热，必恶寒，体痛，呕逆，脉阴阳俱紧"，即为太阳"伤寒"证。这里的"伤寒"，是狭义上的"伤寒"。

在太阳病脉浮、头项强痛而恶寒的基础上，不论发热与否，只要见到体痛、呕逆、脉阴阳俱紧等脉症者，即为太阳伤寒证。"必恶寒"，说明恶寒必然最早出现，因风寒之邪一旦侵袭体表，卫阳即被郁遏，故起病便有恶寒。若风寒较甚，卫阳郁闭较重，正气尚未能及时达表抗邪，则也可暂不发热。稍后，正气则会与邪气作斗争，发热也就随之表现出来。文中"或已发热，或未发热"，只说明发热有迟有早，而并非始终没有发热，因为发热终归是要出现的。寒邪有收引凝敛的特性，风寒之邪外闭卫阳，并使营阴郁滞，经气运行不畅，故身体疼痛，脉阴阳俱紧。脉之阴阳，柯韵伯谓指浮沉而言，陈修园谓指尺寸而言，二者可以合参。细心体察张仲景原意，应更加重视尺寸。浮沉主候表里，尺寸尤辨虚实。证之临床，太阳伤寒表实证应见尺寸之脉俱紧。紧者，如绳转索，为寒气凝滞、正气欲伸不得之象。

太阳中风表虚证的病理特点是卫外不固、营阴外泄，故有汗出。太阳伤寒表实证的病理特点是卫阳郁闭、营阴郁滞，故应无汗。本条虽未明言，但已寓有无汗之意。因为寒邪有收引凝敛的特性，病人腠理闭塞，是不会出汗的。

证之临床，太阳中风表虚证多见于平素体质稍差、肌腠不固之人，感受风寒，容易患病，以发热、汗出、恶风、脉缓为主症。太阳伤寒表实证则见于平素体质壮实、腠理固密之人，需在感寒较甚的情况下才会发病，是以恶寒、发热、无汗、体痛、脉浮紧为主症。太阳中风表虚证与太阳伤寒表实证之间有体质强弱和感邪轻重的差异，在辨证方面尤以有汗与无汗为其鉴别要点。

【原文】

伤寒一日①，太阳受之，脉若静②者，为不传；颇欲吐，若躁烦，脉数急③者，为传也。

【词解】

①伤寒一日：外感病早期。伤寒，此指广义伤寒，与上条狭义伤寒有别。一日，约略之辞，指患病初期。

②脉若静：脉象变化不很大，与太阳表证相符，如伤寒脉浮紧，中风脉浮缓，无数急之象。

③脉数急：脉的速率很快。与脉静相对而言，表明脉象已经有了显著变化。

【释义】

本条讲述如何以脉症为依据判断外感病是否传变。

伤寒一日，太阳受之，源于《素问·热论》中的"伤寒一日，巨阳受之"，巨阳就是太阳。伤寒初期，人体受邪，太阳首当其冲。太阳已病，就有传经之可能。本条以脉为重心，讨论外感病邪传变的问题。风寒邪气伤人，必先中于肌表。其中一种状态的演变途径为正胜邪衰，脉象平和，病情向愈，在太阳阶段即可缓解；或是正气能抗邪，邪气尚未传里，正邪交争于表，疾病仍在太阳阶段。二者均为"不传"。另一种状态是正衰邪胜，病情加重而进展，或向他经传变，故曰"传"。传变与否，应以脉症为据。若在脉象上的反应是不数、不急，说明邪气尚微，正能胜邪，显示病未传变。若脉现数急，又兼见欲吐、躁烦，则说明邪气转盛，传而为热，并影响胃气和心神，是病情加重和发生传变的迹象，这与《素问·热论》中"人之伤于寒也，则为病热"的论述是一致的。既然已经转化为热病，就应引起足够的警惕和重视，并应按照热病发生、发展和变化的规律来辨证论治。

【原文】

伤寒二三日，阳明、少阳证不见者，为不传也。

【释义】

本条讲述外感病的传变。

本条承接上条继续讨论外感病的传变。上条言伤寒一日就有传变的可能，本条言伤寒二三日，亦有传变的可能。太阳主外，故风寒外袭，"一日"即可"受之"。少阳与阳明在里，而邪气化热传变常在二三日。若二三日传变之期，仍不见口苦、咽干、目眩的半表半里热证，也未见不恶寒反恶热、口渴、脉大等阳明里热亢盛证，就说明病情尚未传变。病邪仍在太阳，治疗时仍可从太阳病辨证施治。

本条显然是受《素问·热论》中"伤寒一日，巨阳受之""二日，阳明受之""三日，少阳受之"的影响。病邪是否传变，既要据时间推测，更要以脉症为据。时间可供参考，脉症更为重要。

【原文】

太阳病，发热而渴，不恶寒者，为温病①。若发汗已，身灼热②者，名风温③。风温为病，脉阴阳俱浮，自汗出，身重，多眠睡④，鼻息必鼾⑤，语言难出⑥。若被下者，小便不利，直视失溲⑦；若被火⑧者，微发黄色，剧则如惊痫，时瘛疭⑨。若火熏之⑩，一逆⑪尚引日，再逆促命期。

【词解】

①温病：外感温热之邪，以发热而渴、不恶寒为主要脉症，是太阳病中的一种证型，属于广义上的伤寒的范畴。

②灼热：身热显著，扪之灼手，形容发热严重。

③风温：太阳温病误用辛温发汗后的一种变证，与后世《温病学》中的风温不同。

④多眠睡：嗜睡状态，非常人之熟睡。

⑤鼾（hān）：呼吸时鼻中发出的响声。

⑥语言难出：语言不清晰，謇涩难出。

⑦失溲：大小便失禁。溲，一般指小便，但此处却是指二便失禁。

⑧被火：误用火法治疗。火，指温针、烧针、灸法、熏法、熨法等一类的治疗方法。

⑨时瘛疭：阵发性手足抽搐。瘛（chì），收缩。疭（zòng），松弛。

⑩若火熏之：如果使用火熏的方法治疗。另有医家将"若"解释为"像"，形容肤色晦暗，像火熏过一样。

⑪逆：指误治。正确的治疗为顺，误治则为逆。

【释义】

本条讲述太阳温病的主要脉症及其误治变证。

本条提出温病的主要特点是发热而渴、不恶寒，这与太阳中风、伤寒的发热、必恶风寒、口不渴等有明显的区别。温病是温热之邪所致，温为阳邪，最易伤津耗液，故起病之初，在发热的同时便有口渴。因温热之邪重在伤人阴液，故多不恶寒。温热之邪初袭机体，致使卫外功能失常，亦可有短暂微恶风寒的表现。温病初起，当用辛凉解表法以清透热邪。医者切不可认为是风寒束表而使用辛温发汗剂，否则，以热助热，重伤津液，则致变证丛生。《伤寒论·伤寒例》中有云"桂枝下咽，阳盛则毙"，示人以温治温的危险性。"若发汗已，身灼热者，名为风温"，即是此例。风温这一变证，除津伤热盛表现为全身高热灼手外，尚见邪热充斥于表，气血外应，脉搏寸、关、尺三部皆浮盛有力。阳热过盛，逼迫营阴外泄则自汗出。热伤津气，所以身重。热盛神昏，则多眠睡，鼻息如鼾，语言难出。凡此种种，均为温病误治所致的不良后果。风温本属热盛津伤之证，宜用甘寒之剂清热养阴救治，切忌苦寒泄下、火劫取汗等法，否则更是遗患无穷。医者不察，复用下法，夺其阴液，化源枯竭，则小便短少而不利。阴津不能上荣于目，加之热扰神明，进而双目直视，转动不灵，神智昏迷，二便失去约束而自遗。如果再用火法治疗，则火热内攻，致热毒炽盛，身发黄色，重则热盛动风，发如惊痫，或时有四肢抽搐。"火气虽微，内攻有力"，一次误治，也许还能迁延时日；再次误治，就只能加速病人的死亡了。

【原文】

病有发热恶寒者，发于阳也；无热恶寒者，发于阴也。发于阳，七日愈；发于阴，六日愈。以阳数七，阴数六故也。

【释义】

本条讲述外感病阴阳属性的判断和愈期的预测。

本条为辨别疾病阴阳属性的总纲。疾病发生的机制是人体内阴阳失去相对平衡，出现偏盛偏衰的结果。疾病的发生和发展，关系到正邪两个方面。人体的抗病功能（正气）与致病因素（邪气）之间的相互作用、相互斗争情况，都可以用阴阳来概括说明。本条以寒热的表现来辨别外感疾病的阴阳属性。发热恶寒者，多属于阳证；无热恶寒者，多属于阴证。由于疾病的属性不同，因而愈期也有差异。

人体感受外邪之后，若正气充盛，能奋起与邪抗争，则见发热。反之，正气虚弱，无力与邪相争，则无发热。伤寒六经辨证，就是根据这个原则划分的。太阳病有发热恶寒，少阳病有往来寒热，阳明病但热不寒。三阳经病均有发热，说明正气尚旺，抗邪有力，属正盛邪实的阳证，即"发于阳"也。三阴经病通常无热恶寒，甚至肢厥蜷卧，则是阳虚阴盛、正气虚衰的表现，正是"发于阴"也。《素问·阴阳应象大论》云："善诊者，察色按脉，先别阴阳。"六经辨证虽然繁杂，但以寒热来辨别阴阳，便能执简驭繁，提纲挈领。

以寒热来辨别阴阳两大证型，这只是大体上的区分，适宜于一般情况。影响疾病的因素很多，临床的表现也千变万化。如太阳伤寒初期，可有暂"未发热"的阶段；阳明病得之一日，也有"不发热而恶寒"者；少阴阳虚阴盛也有"反发热"的假象；厥阴病可见厥热胜复。对于这些特殊情况，均须做具体分析。

"发于阳，七日愈；发于阴，六日愈。"这是对愈期的一种预测。阳数七、阴数六之说，可能是出于伏羲氏河图生成数之词。因水的成数是六，水属阴，故阴数六；火的成数是七，火属阳，故阳数七。病发于阳经，阳经之气血得以平和则愈；病发于阴经，阴经之气血得以平和则愈。这种推算方法仅供参考，尚有待进一步研究。

【原文】

太阳病，头痛至七日以上自愈者，以行其经尽①故也；若欲作再经②者，针足阳明，使经不传则愈。

【词解】

①行其经尽：邪气在太阳经逐渐减退而消失，病情向愈。经，这里指太阳经。

②欲作再经：病情将要发生传经之变，此指欲传往阳明经。

【释义】

本条讲述太阳病自愈之机与截断传经之法。

太阳为病至七日以上时间，邪未内传，显示太阳表邪在本经将尽，适值正气来复之期，故有自愈的可能。本条只举头痛，以说明太阳病自愈的转机，是受《素问·热论》"七日巨阳病衰，头痛少愈"的影响，故将其他表证省略。

太阳病虽有自愈之机转，但也有正不胜邪，进一步向里发展的趋势。为防病情传变，可先安其未受邪之地，方法是针刺足阳明经穴，疏通经气，振奋胃阳，以扶正祛邪，自能防止传经之变。正所谓"针足阳明，使经不传则愈"。若病不愈，有向阳明传变的征兆，可预先针足阳明，以和胃气。是因胃为卫之本，脾为营之源，针足阳明可以恢复营卫之本，"使经不传则愈"。

【原文】

太阳病，欲解时，从巳至未上。

【释义】

本条讲述太阳病将要解除的时间。

根据"天人相应"的理论，从人与自然的关系推测太阳病欲解的有利时辰是"从巳至未上"，即巳、午、未阶段，相当于现在9时至15时的6个小时，正值午前午后，是一天中阳气隆盛的时候。人体的阳气亦随自然界的阳气而盛于外，有助于驱散表邪，使表证有欲解的趋势，是太阳病欲解的最佳时间。此说可供临床参考。

【原文】

风家①，表解而不了了②者，十二日愈。

【词解】

①风家：感受风邪的病人，此处指患太阳病的人。

②不了了：指病未痊愈，身体仍留有不舒适的感觉。了，完毕，结束。不了了，就是未尽了结。

【释义】

本条讲述表解后身体未爽的愈后。

"风家"是指经常患太阳病的人。此多体质较差，素体卫阳不足，表气不固，易患太阳病。当表邪已解、疾病向愈之时，尚有一些不舒适的感觉，这是正气未复、气血未和之故，所以身体仍有不爽的感觉。大邪虽解，往往因正气难复，身体较长时间酸楚不适，精神不爽，即所谓"不了了"者，俟气血和顺则愈。根据外感发病的传变规律推测，5天是自然界周期性规律的最小单位和节点，加上自愈周期7天，故曰"十二日愈"。"十二日"也只是约略之词，仅供参考，不必拘泥。

【原文】

病人身大热，反欲得衣者，热在皮肤①，寒在骨髓②也；身大寒，反不欲近衣者，寒在皮肤，热在骨髓也。

【词解】

①皮肤：体表。言其浅表，指在外面。
②骨髓：体内。言其深层，指在里面。

【释义】

本条讲述据病人对衣被的喜恶之情辨别寒热真假。

病人的寒热之表象可假，但喜恶之内情必真，能较为准确地反映出疾病的真实本质。

病人身大热，但却欲得衣被，这是由于机体的真阳虚衰至极，阴寒内盛，阳气不能潜藏而浮越于外所致。身大热必在体表，属外有假热，欲得衣是寒在于里，属内有真寒的"阴盛格阳证"。所谓"寒极似热""阴极似阳"即是此证。结合论中条文，可参考原文："少阴病，下利清谷，里寒外热，手足厥逆，脉微欲绝，身反不恶寒，其人面色赤，或腹痛，或干呕，或咽痛，或利止，脉不出者，通脉四逆汤主之。"

病人身大寒，但却不欲得衣被，这是由于里热亢盛，气机郁遏，阳热深伏于里，不能外达于手足所致。身大寒必在体表手足，属外有假寒，不欲近衣是热在于里，属内有真热的"阳盛格阴证"。所谓"热极似寒""阳极似阴"即是此证。结合论中条文，可参考原文："伤寒一二日至四五日而厥者，必发热，前热者，后必厥，厥深者，热亦深，厥微者，热亦微，厥应下之，而反发汗者，必口伤烂赤。"原文："伤寒，脉滑而厥者，里有热，白虎汤主之。"

在临床上，较为单纯的寒、热、虚、实证候是容易分辨的，但当病情发展到严重阶段，表象与本质不相一致的情况下，则应透过寒热的表象去探求疾病的本质。"皮肤"指人体浅表部位，在这里引申为疾病的表象；"骨髓"指人体内里部位，在这里引申为疾病的本质。临床上尚需结合胸腹是否灼热、口渴与否、喜饮的冷热与多少、舌苔脉象等进行综合分析，才能去伪存真，做出准确判断。

真寒假热证，多表现为面红如妆，口干不欲饮或喜热饮，小便清长，舌质浮胖淡嫩，脉浮大虚数无根。真热假寒证，多表现为口渴喜冷饮，小便短赤，舌质红绛，脉滑数或洪大，也可见沉伏，但重按有力。

【原文】

太阳中风，阳浮而阴弱①，阳浮者，热自发；阴弱者，汗自出。啬啬恶寒②，淅淅恶风③，翕翕发热④，鼻鸣⑤干呕⑥者，桂枝汤主之。

桂枝汤方

桂枝三两，去皮　芍药三两　甘草二两，炙　生姜三两，切　大枣十二枚，擘

上五味，㕮咀⑦三味，以水七升，微火煮取三升，去滓，适寒温，服一升。服已须臾⑧，啜⑨热稀粥一升余，以助药力。温覆⑩令一时许，遍身漐漐⑪微似有汗者益佳，不可令如水流漓，病必不除。若一服汗出病差，停后服，不必尽剂；若不汗，更服依前法；又不汗，后服小促其间⑫，半日许，令三服尽；若病重者，一日一夜服，周时⑬观之。服一剂尽，病证犹在者，更作服；若汗不出，乃服至二三剂。禁生冷、黏滑、肉面、五辛⑭、酒酪⑮、臭恶⑯等物。

【词解】

①阳浮而阴弱：一作病机解，卫气浮盛为阳浮；营阴不足为阴弱。一

作脉象解，寸部脉浮为阳，尺部脉弱为阴。也有认为轻按即得为阳浮，重按见弱为营弱。

②啬啬恶寒：畏缩怕冷之状。啬啬，悭吝畏怯貌。

③淅淅恶风：形容恶风寒之状如凉风冷雨侵身。淅淅，细雨洒落之状。

④翕（xī）翕发热：形容发热之状如羽毛覆盖下之温和。翕翕，热势轻浅貌。

⑤鼻鸣：鼻中窒塞，气息不利而发出的鸣响。

⑥干呕：呕而无物。

⑦㕮咀（fǔ jǔ）：用口咬碎，此处的意思是将药物碎成小块。当时利刃难觅，故用此法。

⑧须臾：很短的时间，一会儿。

⑨啜：喝，此处的意思是趁热快喝，以助发汗。方有执："大饮也。"

⑩温覆：覆盖衣被，使周身温暖，以助汗出。

⑪遍身漐（zhé）漐：全身各处都出微汗。漐漐，小雨不停的样子。

⑫小促其间：稍微缩短（服药）间隔的时间。

⑬周时：一昼夜，即24小时。

⑭五辛：泛指有辛辣气味的食物。《本草纲目》以小蒜、大蒜、韭、芸苔、胡荽为五辛。

⑮酪：动物乳类及其制品。

⑯臭恶：有特殊气味或不良气味的食物。

【释义】

本条讲述太阳中风证的病机、证候特点及治法方药。

本条首先讨论太阳中风表虚证的辨证和治疗，应该与"脉浮，头项强痛而恶寒"以及"发热、汗出、恶风、脉缓"互参。阳浮阴弱，是太阳中风的基本病机；发热与汗出，是太阳中风的主要表现。外邪袭表，卫阳浮盛，与邪气抗争，故发热，即所谓"阳浮者热自发"；病人体质不强，卫外之力稍弱，营阴不能内守，即所谓"阴弱者汗自出"。"阴弱"与"汗自出"反映了中风证最为突出的病机特点与证候特征，是太阳中风证与太阳伤寒证的根本区别，这也是太阳中风证又被后世医家称为"表虚证"的原因所在。用"啬啬"形容恶寒、"淅淅"形容恶风、"翕翕"形容发热，以补充描述中风证恶风寒与发热的具体情形，说明恶风寒与发热都较为轻浅，也暗示感受的风寒之邪并不是非常严重。鼻鸣是风寒影响到肺气，肺窍不利；干呕是风寒影响到胃气，胃失和降。上述诸证为太阳中风证的主要脉症，系外邪袭表、营卫不和、卫外不固、营阴外泄所致，用桂枝汤治疗，是最为适当的了。所谓"主之"，意思是本方对此证，准确无误，不须顾虑，可放心施用。

桂枝汤是《伤寒论》第一方。方以桂枝为主药而得名。方中桂枝味辛性温，辛能发散，温可祛寒通阳，故有解肌腠风寒外邪之功；芍药酸寒，酸能收敛，寒走营阴，故可敛阴和营。桂枝、芍药相伍，相辅相成以调和营卫。生姜辛温，助桂枝解表，且能降逆止呕；大枣味甘益中，助芍药益阴和营。炙甘草味甘性平，调和诸药，交通营卫。本方为辛温解表轻剂，以调和营卫为主，凡营卫不和之病证皆可选用。

论中对桂枝汤的煎服法叙述甚详，受到历代医家的高度重视，其中值得特别强调的是：服桂枝汤后大口喝热稀粥可助药力，并可保养胃气。加盖适量衣被，保暖取汗，以全身湿润似汗出为好。服1次药汗出病愈，可停后服；如无效，可以再进；若还无效，则缩短服药的间隔时间；半天左右服完3次。若病情严重的，可昼夜服药，并可加量到2～3剂，应注意适当忌口。

对于桂枝的去皮问题，大致有三种看法：一指不用桂皮而用桂枝，如方有执说："去皮者，非谓去其枝上之皮也，以桂之用皆皮，惟经用枝，故有去皮云耳。"一指用无皮之嫩枝，如张隐庵说："桂枝止取梢尖嫩枝，内外如一，若有皮者去之皮也，后仿此。"一指去除粗皮，如柯韵伯说："桂枝之去皮，去其粗皮也，正合解肌之义。"诸说可参，有助于加深理解。

对于芍药的品种问题，有用白用赤之争议，张路玉归纳之说："方中芍药，不言赤白。圣惠与节庵俱用赤，孙尚与叔微俱用白。然赤白补泻不同，仲景云病发热汗出，此为营弱卫强。营虽不受邪，终非适平也，是知必用白芍药也。营既弱而不能自固，岂可更以赤芍药泻之乎？虽然不可以一律论也，如太阳误下而传太阴，因而腹满时痛，则当倍白芍补营血之虚。若夫大实者，必加大黄，又宜赤芍以泻实也。"

对于药物的剂量问题，虽古今用药量大小有差异，但主要是汉制小，后世制大，其折算结果尚未统一。如孙思邈认为："今则以十黍为一铢，六铢为一分，四分为一两……吴人以二两为一两，隋人以三两为一两，今依四分为一两，称为定。"钱天来认为："汉之一两，即今之二钱七分也。"程知认为："古今量度，惟汉最小，汉之一两，惟有今之三钱半强，故《千金》《本草》以古三两为今一两，古三升为一升。然世有古今，时有冬春，地有南北，人有强弱，大约古用一两，今用一钱足矣，宜活法通变，不必胶柱而鼓瑟，则为善法仲景者矣。"陈修园说："古之一两，今折为三钱，不泥于古，而亦不离于古也。"今人柯雪帆等根据史料、实物核算，并结合近代临床使用经方用量的研究，认为《伤寒论》和《金匮要略》的药物剂量应按1斤等于250克，1两等于15.625克，1升等于200毫升计算。以上折算方法，可供参考，临床宜根据病情轻重，并结合国家药典的规定用量，综合确定。

【原文】

太阳病，头痛，发热，汗出，恶风，桂枝汤主之。

【释义】

本条讲述桂枝汤证的主要症状。

头痛、发热、汗出、恶风是太阳中风表虚证的典型特征，治疗当用桂枝汤解肌祛风，调和营卫。既云太阳病，当是外感风寒之邪侵袭太阳所致。太阳主表，统辖营卫，其经脉之循行，起于目内眦、上额、交巅，其支者，从巅至耳上角；其直者，从巅入络脑，还出别下项，挟脊，抵腰中。风寒之邪外袭，太阳首当其冲，因而头痛为必有症状；风寒束于太阳之表，人体正气与外邪相争，所以既恶风寒，又有发热；由于风邪束表，而致腠理疏松，因而自汗出。自汗出是太阳中风证的重要特征，所以本证属于太阳中风表虚，适用桂枝汤解肌祛风，调和营卫。

【原文】

太阳病，项背强几几^①，反汗出恶风者，桂枝加葛根汤主之。

桂枝加葛根汤方

葛根四两　麻黄三两，去节　芍药二两　生姜三两，切　甘草二两，炙　大枣十二枚，擘　桂枝二两，去皮

上七味，以水一斗，先煮麻黄、葛根，减二升，去上沫，内^②诸药，煮取三升，去滓。温服一升，覆取微似汗，不须啜粥，余如桂枝法将息^③及禁忌。

臣亿等谨按：仲景本论，太阳中风自汗用桂枝，伤寒无汗用麻黄，今证云汗出恶风者，而方中有麻黄，恐非本意也。第三卷有葛根汤证，云无汗，恶风，正与此方同，是合用麻黄也。此云桂枝加葛根汤，恐是桂枝中但加葛根耳。

【词解】

①项背强几几：项背拘紧不适，转动俯仰不能自如。几几，形容短羽幼鸟伸颈欲飞而不能之状。南阳地区方言，读作紧紧（jǐn jǐn），亦有读作殊殊（shū shū），意思是有拘紧与固缩之感。

②内：加入。内，同"纳"。

③将息：调理休息，即服药后护理之法。

【释义】

本条讲述太阳中风兼项背强几几的证治。

太阳病，项背强几几，系风寒外袭，太阳经气不舒，津液敷布不利，

经脉失于濡养所致。太阳之脉起于目内眦、上额、交巅、络脑、下项、挟脊、抵腰。项背乃太阳经脉所过之部，风寒外束，太阳经气不舒，气血运行失畅，津液敷布不利，经脉失于濡养，则项背拘急，俯仰不能自如，即项背强几几。

太阳病本有头项强痛，今又连及背部，则较太阳病之头项强痛的病变范围更广，病情更为严重，以致筋脉肌肉拘急不舒。

风寒易闭遏经气，导致腠理闭塞，因此"恶寒、无汗"是常见症状。本证却见"汗出、恶风"，属于较少发生的证候，故用一个"反"字来表示，也借以提醒本证不是一般常见的太阳伤寒表实证的项背强几几。"反汗出、恶风"既揭示了本证的病机是"卫强荣弱"，证属太阳中风表虚证兼太阳经气不舒，宜用桂枝汤加葛根来治疗，又提示本证并非腠理闭塞的伤寒表实证，故不能使用麻黄汤一类发汗力较强的方药，以免重伤津液和卫气。

本证以桂枝汤解肌祛风，调和营卫，治汗出恶风，加葛根解肌发表，以散经输之邪，又入胃生津，鼓舞胃气上行，升津液，濡养经脉，以治项背强几几。

【原文】

太阳病，下之后，其气上冲[①]者，可与桂枝汤，方用前法[②]。若不上冲者，不得与之。

【词解】

①其气上冲：病人自觉胸中有气上冲，是正气抗邪的一种能力。另有理解为太阳经气上冲，与邪相争，总为表证仍在之意。

②方用前法：意思是指桂枝汤下的煎服法。

【释义】

本条讲述太阳病误下，表邪尚未内陷的治疗。

太阳病误下后，每致表邪内陷，发生变证。对此，不能再用汗法解表，应随其变证而施治。

太阳病误下后，也可能不发生变证。即虽误下，由于人体正气未衰，表邪未能内陷。对此，仍可使用汗法解表，但由于误下之后，已经损伤了正气和津液，故发汗宜缓不宜峻，桂枝汤是适用之方。

此处用"其气上冲"与"不上冲"来揭示本证的病机。"其气上冲"反映虽经误下，正气尚未受伤，邪犹在表，正气能与邪气相争，即表证仍在，病邪有外解之机，可用桂枝汤解肌发汗，调和营卫。若其气不上冲，则是误下伤正，外邪已经内陷于里，病生他变。此非表证，则不宜使用解表治法。

原文中的"方用前法"系指桂枝汤煎服法与调护法。有人误认为此处指用桂枝汤并用前曾使用之下法，不仅文意失续，且与病机不符，实属臆断之言。

【原文】

太阳病三日，已发汗，若吐，若下，若温针①，仍不解者②，此为坏病③，桂枝④不中与⑤之也。观其脉证，知犯何逆，随证治之。桂枝本为解肌⑥，若其人脉浮紧，发热汗不出者，不可与之也。常须识⑦此，勿令误也。

【词解】

①温针：是针刺与艾灸合用的一种方法。操作时，针刺一定穴位，将艾绒缠于针柄上点燃，以使热气透入穴位。

②仍不解者：指病仍未解，非指表邪未解。

③坏病：因治疗错误而致病情发生变化，已无六经病证候可循的病证，即变证。

④桂枝：此处指桂枝汤。

⑤不中与：即不中用、不当用之意。方有执说："不中，犹言不当也。"

⑥解肌：就是解散肌表之邪，属发汗的范畴，但与开表发汗不同。尤在泾说："解肌者，解散肌表之邪，与麻黄之发汗不同。"

⑦识（zhì）：记住。方有执说："识，记也，记其政事谓之识。"也可理解为认识、注意。

【释义】

本条讲述坏病的成因与治则以及表实证禁用桂枝汤。

太阳病初期，本当用发汗之法治疗，但也需辨别表虚、表实，选择适宜的方剂，并注意药物的用量和用法。若选方用药有误，或汗不如法，则病不除。

太阳病不当用吐、下、温针等治法,如误用了这些治法,非但太阳表证不解,而且会导致病情发生新的变化。

本条描述太阳病发汗之后,病未缓解,医家又匆忙使用催吐、攻下、温针等法杂治,致使病情发生了多种复杂的变化。如误用催吐法,既伤胃气,又损津液,易使病证化燥生热。误用攻下法,既伤中气,又损阴液,并引邪入里,促使表邪内陷。"温针"是古代较为盛行的一种治疗方法,即针刺后在针柄上以艾火加温,使温热从穴位透入,以达到治疗之目的,多用于治疗虚寒疼痛病证,而不适用于温热病或表证,误用则助热生火,促使病情向火热方面转化,甚至形成火逆重证。论中将此各种恶化了的病证统称为"坏病"。

几经杂治,病情已经远离原本的太阳表证,故不宜再服用桂枝汤一类的解表药剂,所以,文中强调"桂枝不中与之也"。

坏病的成因复杂、变化多端,难以确立固定的治疗方法,故张仲景提出了"观其脉证,知犯何逆,随证治之"的灵活思路和救治原则。据此,对坏证要仔细观察,审慎辨证,按证立法,遣方用药,也就是后人所说的辨证论治。

从临床上看,引起坏病的因素还有许多。例如病人认为自己患了不治之症;药物毒性给病人造成了伤害;病人自身正气不足,护理失当,感受的病邪特别严重;目前尚缺少根治的药物等,都会使病情继续恶化。"观其脉证,知犯何逆,随证治之"的原则,不仅适用于误治造成的坏病,而且对其他各种疾病也都具有普遍的指导意义。

桂枝汤的功效是解肌祛风,调和营卫,只适用于太阳中风表虚证,而对以"脉浮紧、发热、汗不出"为主要表现的太阳伤寒表实证,不仅不能发挥治疗作用,甚至会引起不良反应,或导致邪气稽留不散。

太阳伤寒禁用桂枝汤的原因:一是太阳伤寒表实证病机的重心在于表闭,治宜麻黄汤辛温发汗,开泄腠理,发散寒邪。桂枝汤中不用麻黄,则发汗之力必微,难以达到宣发腠理而开毛窍之效。二是方中使用了酸苦的芍药,有敛营止汗之弊,不利于卫闭营郁之证,故曰"不可与之也"。

如伤寒表实证误用了桂枝汤,则可使表邪郁闭更甚,甚至发生种种变证,所以仲景特别告诫医家:"常须识此,勿令误也!"

【原文】

若酒客①病，不可与桂枝汤，得之则呕，以酒客不喜甘②故也。

【词解】

①酒客：平素嗜好饮酒的人。

②甘：甜味之品。

【释义】

平素嗜酒以及内蕴湿热者禁用桂枝汤。

平素嗜酒之人，多见胃肠湿热内蕴，一般禁用桂枝汤。因桂枝汤是辛甘温之剂，辛易生热，甘易助湿，湿热病人得辛甘温之药，可使湿热壅滞，致使胃气上逆而生呕吐。

"得之则呕"是举例说明湿热内蕴者误服桂枝汤后的变证，而其变证并非只呕吐这一种，学者当举一反三，灵活理解。

医家对"酒客病"有不同理解：有的认为是酒客患太阳中风，既内蕴湿热，又外感风邪；有的认为酒客病乃太阳中风之类证，即过度嗜酒，湿热内蕴，导致营卫气血失去和调，而见头痛、身热、汗出、恶心、呕吐等症，类似外感而实非外感。二者说法虽异，但对内蕴湿热的病机认识以及不适用桂枝汤治疗的认识则是一致的，可以互参。

【原文】

喘家①作，桂枝汤加厚朴、杏子佳。

【词解】

①喘家：素有喘疾的人。

【释义】

本条讲述外感风寒引发宿疾喘病的治疗。

平素患有喘息宿疾者，每多正气不足，尤其肺卫气虚，较易感受外邪，感邪后又时常引发宿疾，或导致咳喘加重。"作"有引发、发作之意，寓示外感风寒引发宿疾，症见头痛、发热、汗出、恶风、脉浮缓、气逆而喘，治宜解肌祛风，兼以降气定喘。用桂枝汤加厚朴、杏子，即可表里兼顾。待表解气降之后，再图根治素喘之疾。

本条句读有别，关键在"作"字上。一为"喘家作，桂枝汤加厚朴、杏子佳"，一为"喘家，作桂枝汤加厚朴、杏子佳"。第一种是"发作"意，指喘家由外感风寒而诱发。第二种是"制作"意，指给予桂枝汤方药。喘家本为宿疾，若不因外感诱发，则无须使用桂枝汤，宜用厚朴、杏仁等平喘之类的药物治疗。论中所有方药前均无"作"字，此处若以"制作"意理解，则似显累赘，所以，正确的句读应是"喘家作"。

诚然，因外感而发生的咳喘还有其他证型，如麻黄汤证、小青龙汤证、麻黄杏仁甘草石膏汤证等都可见有咳喘，故仍需辨证论治。此处权衡素有喘证的病人，又患新感，多见发热、汗出、恶风、脉浮缓的表虚之证兼咳喘，用桂枝汤调和营卫、解肌发汗，加厚朴、杏仁以化痰止咳、下气平喘，是为较好的选择，故用一个"佳"字评论。

【原文】

凡服桂枝汤吐者，其后必吐脓血也。

【释义】

本条讲述里有蕴热者禁用桂枝汤。

肺胃郁热之人，一般禁用桂枝汤。因桂枝汤辛温助火，热盛易伤络，气逆则咳吐，肺热、胃热等实热证候均不可用，"必吐脓血"是推测之意，以热伤血络有可能导致咳吐脓血，而非必然之势，所以用桂枝汤后是否会"吐脓血"，亦当灵活看待。

综合分析，可知本条提示：里热亢盛者禁用桂枝汤。医家当灵活理解，如果待病人服用桂枝汤后出现呕吐，才明白当禁用桂枝汤，那就太晚了，应该有预见才好。

25

【原文】

太阳病，发汗，遂漏不止[1]，其人恶风，小便难[2]，四肢微急[3]，难以屈伸者，桂枝加附子汤主之。

桂枝加附子汤方

桂枝三两，去皮　芍药三两　甘草三两，炙　生姜三两，切　大枣十二枚，擘　附子一枚，炮，去皮，破八片

上六味，以水七升，煮取三升，去滓，温服一升。本云桂枝汤，今加附子，将息如前法。

【词解】

①遂漏不止：于是就不间断地出汗。遂，因而，于是。漏，渗泄不止。柯韵伯说："阳气无所止息，汗出不止矣。"

②小便难：小便量少而不通畅。

③四肢微急：四肢屈伸运动受到限制，有轻微的不能自由活动现象。微，轻微；急，拘急，屈伸运动不能自如。

【释义】

本条讲述太阳病过汗导致阳虚液亏的证治。

太阳病应当发汗解表，但总宜"遍身漐漐，微似有汗者益佳，不可令如水流漓，病必不除"。遍身漐漐微似有汗，可使邪随汗解，脉静身和而愈。若发汗太过，或汗不如法，则易伤阳气。证之临床：有太阳中风表虚误用麻黄汤者，有过量饮服桂枝汤而汗出太多者，有素体阳虚而妄行汗法者，有病轻药重而汗之太过者。"阳加于阴谓之汗"，汗出越多，卫阳越虚，肌腠不能固密，营阴随之外泄，伤阳损液，变证易生。"恶风"原见于太阳中风表虚证，今复提出，表明恶风寒的程度较前为甚，乃过汗伤阳，表阳虚弱，腠理疏松，不耐风邪之故。"小便难"是因为过汗伤阳损阴，膀胱津液亏少。阳失温煦，阴失濡养，则四肢微急，难以屈伸，此属表证未解亦兼阳虚汗漏。虽是阴阳俱伤，但其病理之根本机转是在阳虚，津伤乃是阳虚漏汗的结果。若卫阳复则表气固，汗即能止，汗止则阴液不再外泄，适量饮水，津液即可自动恢复，故用桂枝汤加附子调和营卫，复阳敛液。炮附子有温经复阳、固表止汗的作用。

【原文】

太阳病，下之后，脉促①胸满者，桂枝去芍药汤主之。

桂枝去芍药汤方

桂枝三两，去皮　甘草二两，炙　生姜三两，切　大枣十二枚，擘

上四味，以水七升，煮取三升，去滓，温服一升。本云桂枝汤，今去芍药，将息如前法。

【词解】

①脉促：脉象较快而有力。钱天来说："脉促者，非脉来数时一止，复来之促也，即急促亦可谓之促也。"

【释义】

本条讲述太阳病误下后胸阳被遏的证治。

太阳病误下，极易伤阳损阴。"胸满"即是下药伤正，胸阳不振，表邪内陷，郁而难伸所致。"脉促"则是正气被下药所激而引起的反应，人体阳气尚能抗邪，正气能与病邪相争，说明病机

向上，正气趋表，故仍主表未解。既然表证未解，又兼胸阳不振，故仍用桂枝汤加减治疗。芍药酸苦阴柔收敛，用之碍邪，易加重胸满，故去而不用。本方解表而不留邪，通阳无碍解表，可谓通阳解表之剂。太阳病误下后，表邪内陷，见脉促胸满而表证未解者，用之颇为适宜。

【原文】

若微寒①者，桂枝去芍药加附子汤主之。

桂枝去芍药加附子汤方

桂枝三两，去皮　甘草二两，炙　生姜三两，切　大枣十二枚，擘　附子一枚，炮，去皮，破八片

上五味，以水七升，煮取三升，去滓，温服一升。本云桂枝汤，今去芍药，加附子，将息如前法。

【词解】

①微寒：稍微恶寒，也有认为是脉微而恶寒。

【释义】

本条讲述误下后胸阳不振兼阳气不足。

承上条所述之证的基础上，又见微恶寒，是误下后胸阳不振，又兼阳气不足而致。此为阳虚恶寒之象。故在桂枝去芍药汤温振胸阳的基础上，再加附子，以温经复阳。若误下后，症见脉微而恶寒，则阳伤较甚，附子当重用，或径用四逆汤，方近仲景之意。

【原文】

太阳病，得之八九日，如疟状①，发热恶寒，热多寒少，其人不呕，清便欲自可②，一日二三度发。脉微缓③者，为欲愈也；脉微而恶寒者，此阴阳俱虚④，不可更发汗、更下、更吐也；面色反有热色⑤者，未欲解也，以其不能得小汗出，身必痒，宜桂枝麻黄各半汤。

桂枝麻黄各半汤方

桂枝一两十六铢，去皮　芍药　生姜切　甘草炙　麻黄各一两，去节　大枣四枚，擘　杏仁二十四枚，汤浸，去皮尖及两仁者

上七味，以水五升，先煮麻黄一二沸，去上沫，内诸药，煮取一升八合，去滓，温服六合。本云桂枝汤三合，麻黄汤三合，并为六合，顿服，将息如上法。

臣亿等谨按：桂枝汤方，桂枝、芍药、生姜各三两，甘草二两，大枣十二枚。麻黄汤方，麻黄三两，桂枝二两，甘草一两，杏仁七十个。今以算法约之，二汤各取三分之一，即得桂枝一两十六铢，芍药、生姜、甘草各一两，大枣四枚，杏仁二十三个另三分枚之一，收之得二十四个，合方。详此方乃三分之一，非各半也，宜云合半汤。

【词解】

①疟状：发热恶寒呈阵发性，发无定时，好像疟疾的样子。

②清便欲自可：大小便尚属正常。清，同"圊"。

③脉微缓：脉象已不浮紧，有渐趋和缓之态。

④阴阳俱虚：表里皆虚。这里的阴阳指表里。

⑤热色：发热时脸色潮红。

【释义】

本条讲述太阳病微邪郁表的三种转归与辨证治疗。

太阳病日久不愈，病人发热恶寒，热多寒少，一日发作二三次，有点像疟疾的表现。这反映表邪不重，太阳抗邪之力占优势。"其人不呕"说明胃气和，饮食佳，邪气未入少阳；"清便欲自可"，指大小便基本正常，表明里气尚和，邪气未入阳明。

上述病情，可能发生的转归有三种：

一是病人脉见稍微和缓之象，这就反映邪气已经渐退，而阳气也已渐复，表里气趋向平和，是病情好转之兆，可不药而愈。

二是病人见"脉微而恶寒"，是太阳、少阳气俱虚，表、里阳气皆衰。"脉微"是少阴阳虚之象，与"恶寒"并见，表明少阴与太阳的阳气均虚衰，表邪有内传少阴之势，故云"阴阳俱虚"。表里阳虚，表邪尚在，治当温阳固本为急，可选用四逆汤之类的方药，切不可再用汗、吐、下等错误治法，以免更加伤阳损液。

三是病人见面色稍微发红、身痒等症，为太阳小邪不解、阳气郁遏不伸所致。阳气郁遏不得宣泄，小邪稽留于皮肤不解，故见面红、身痒症状。这是因为没有及时发一点小汗的缘故，当用小发汗的方法，宜桂枝麻黄各半汤。

本症无汗，也未经发汗，小邪怫郁不解，则非单独使用桂枝汤所能解除。身痒但不疼痛，也无严重的恶风寒表现，使用麻黄汤则太过。只有二方合用，少量煎服，方切合病情。

桂枝麻黄各半汤方，是在桂枝汤、麻黄汤原剂量的基础上各取1/3量，合而同煎。本方对于邪少势微，且又有欲出外解之机，以面有热色、身痒为主症者最为适宜。

麻黄汤治表实无汗，桂枝汤治表虚有汗，二方合用，又小剂量服用，既能发小汗以祛邪，又不过汗伤正，是得宜活用之法。

【原文】

太阳病，初服桂枝汤，反^①烦不解者，先刺风池^②、风府^③，却与^④桂枝汤则愈。

【词解】

①反：反而。

②风池：足少阳胆经穴名，在脑后发际陷中，枕骨粗隆直下正中陷中。

③风府：督脉经穴名，在项后发际1寸，在枕骨与第一颈椎之间。

④却与：然后给予。

【释义】

本条讲述太阳中风证邪势较盛时先用针法以泄邪。

太阳中风证，邪气较重，初服桂枝汤，不惟病证不解，反而增加烦闷感，是正邪相争，经气郁滞，郁阳不宣，可先刺风池、风府，疏通经络以泄邪，然后再服桂枝汤解肌祛风，其病可得痊愈。

太阳中风，初服桂枝汤本是正确的治疗方法，其病轻者，可汗出而解。今服桂枝汤后病邪未解，更增烦闷不适，是邪重药轻，邪滞阳郁，邪郁不解而致烦。张仲景采用先针刺后服药，针药并用的方法，先刺风池、风府，疏通太阳经脉以泄风邪，令其小安；续服桂枝汤，以解肌祛风，调和营卫，则祛邪之力倍增，其病可愈。此条开针药并用之先河，对后世治疗疾病采用多种疗法具有重要的指导作用。

【原文】

服桂枝汤，大汗出，脉洪大^①者，与桂枝汤，如前法。若形似疟，一日再发^②者，汗出必解，宜桂枝二麻黄一汤。

桂枝二麻黄一汤方

桂枝一两十七铢，去皮　芍药一两六铢　麻黄十六铢，去节　生姜一两六铢，切　杏仁十六个，去皮尖　甘草一两二铢，炙　大枣五枚，擘

上七味，以水五升，先煮麻黄一二沸，去上沫，内诸药，煮取二升，去滓，温服一升，日再服。本云桂枝汤二分，麻黄汤一分，合为二升，分再服，今合为一方，将息如前法。

臣亿等谨按：桂枝汤方，桂枝、芍药、生姜各三两，甘草二两，大枣十二枚。麻黄汤方，麻黄三两，桂枝二两，甘草一两，杏仁七十个。今以算法约之，桂枝汤取十二分之五，即得桂枝、芍药、生姜各一两六铢，甘草二十铢，大枣五枚。麻黄汤取九分之二，即得麻黄十六铢，桂枝十铢三分铢之二，收之得十一铢，甘草五铢三分铢之一，收之得六铢，杏仁十五个九分枚之四，收之得十六个。二汤所取相合，即共得桂枝一两十七铢，麻黄十六铢，芍药、生姜各一两六铢，甘草一两二铢，大枣五枚，杏仁十六个，合方。

【词解】

①脉洪大：指脉形盛大如洪水泛滥，宽洪满指，但来盛去衰。
②一日再发：一日发作2次。

【释义】

本条讲述服桂枝汤不如法后的两种转归与治疗。

太阳病，服用桂枝汤发汗，应遵原文"太阳中风，阳浮而阴弱……"后注所嘱咐的煎服法使用，以"微似有汗者益佳，不可令如水流漓，病必不除"。如服药过量，或汗不得法，可致汗出太多，发生种种变化。

若大汗出，脉由浮缓变成洪大，是脉虽变而证未变，发热恶寒，头痛项强等症依然存在，仍可用桂枝汤解肌祛风，调和营卫，并应遵守方后注所嘱咐的煎服法使用。此处的"大汗出、脉洪大"是一次过量服用桂枝汤而产生的副作用所导致，并非阳明里热，应无烦渴、大热等症。

若"形似疟，一日再发"者，与前"如疟状，发热恶寒，热多寒少，一日二三度发"的病机相似而略轻，为太阳病发汗治疗后，余邪犹存，属太阳表郁未尽解之轻证，可用桂枝二麻黄一汤，以更小剂量的辛温轻剂，微发其汗，调和营卫，兼祛微邪。

本方临床应用与桂枝麻黄各半汤略同，但病情更轻微。

【原文】

服桂枝汤，大汗出后，大烦渴不解①，脉洪大者，白虎加人参汤主之。
白虎加人参汤方
知母六两　石膏一斤，碎，绵裹　甘草二两，炙　粳米六合　人参三两
上五味，以水一斗，煮米熟汤成，去滓，温服一升，日三服。

【词解】

①烦渴不解：烦是心烦，渴是口渴，大是形容烦渴之甚，不解是指病未愈。

【释义】

本条讲述服桂枝汤大汗出后津伤化热的证治。

太阳病，服桂枝汤，大汗出后，津液被劫，表邪化热入里，转化为阳明里热证候。里热炽盛，灼伤津液，津伤欲饮水自救，故大渴引饮，且多喜冷饮；热扰心神则心烦不安；里热炽盛，气血蒸腾，则脉来洪大；如大汗出后，津气两伤，则脉虽洪大，却来盛去衰，重按无力。治当辛寒清热，益气生津，用白虎加人参汤。

本条是承上一条，言太阳病大汗出后转属阳明的变局，辨证关键在于"大烦渴不解"。大烦渴是燥热亢盛、津气两伤的最具特征性的反映，病情重于白虎汤证。

本条与前半段"服桂枝汤，大汗出，脉洪大"文字相近，而病机、治法却大相径庭。前条是服桂枝汤，汗不如法，以致大汗出而表未解，其脉由前之浮缓而变为洪大，乃大汗出时卫阳浮盛于外之故，脉虽变而证却未变，病仍在太阳之表，必无烦渴等里热证候，所以仍治以桂枝汤，如前法。而本条则是服桂枝汤，大汗出后，表证全无，而且大烦渴不解，脉洪大，是脉变证亦变，为里热炽盛，病已转属阳明，热盛而津气两伤，故治以辛寒清热，益气生津，用白虎加人参汤。

【原文】

太阳病，发热恶寒，热多寒少，脉微弱者，此无阳①也，不可发汗；宜桂枝二越婢一汤。

桂枝二越婢一汤方

桂枝去皮　芍药　麻黄　甘草各十八铢，炙　大枣四枚，擘　生姜一两二铢，切　石膏二十四铢，碎，绵裹

上七味，以水五升，煮麻黄一二沸，去上沫，内诸药，煮取二升，去

滓，温服一升。本云：当裁为越婢汤、桂枝汤合之，饮一升，今合为一方，桂枝汤二分，越婢汤一分。

　　臣亿等谨按：桂枝汤方，桂枝、芍药、生姜各三两，甘草二两，大枣十二枚。越婢汤方，麻黄二两，生姜三两，甘草二两，石膏半斤，大枣十五枚。今以算法约之，桂枝汤取四分之一，即得桂枝、芍药、生姜各十八铢，甘草十二铢，大枣三枚。越婢汤取八分之一，即得麻黄十八铢，生姜九铢，甘草六铢，石膏二十四铢，大枣一枚八分之七，弃之。二汤所取相合，即共得桂枝、芍药、甘草、麻黄各十八铢，生姜一两三铢，石膏二十四铢，大枣四枚，合方。旧云桂枝三，今取四分之一，即当云桂枝二也。越婢汤方见仲景杂方中，《外台秘要》一云起脾汤。

【词解】

　　①无阳：阳气虚弱。

【释义】

　　本条讲述太阳病邪郁表兼里热的证治。

　　太阳病，经过多日，仍发热恶寒，且热多寒少，表明太阳病表邪尚未完全解除，并有化热迹象。此外，应有轻度的心烦口渴症状。给予小剂量的桂枝二越婢一汤，以发汗解表，兼清郁热。本方为桂枝汤、越婢汤之复方，是太阳病表未解而内有热的证治，因邪气不重，正气尚旺，故将桂枝汤和越婢汤按2∶1的比例混合成一汤，桂枝汤调和营卫，越婢汤辛凉清透，发泄郁热。

　　如果病人脉象微弱，则非阳证表现，有可能是虚寒阴证，不可使用本方发汗清热。所谓无阳，是阳虚不可发汗的互辞，也就是正气虚的意思，微弱脉是正虚不足的确据，即使有上述寒热症状，也当舍证从脉，绝对禁用汗剂，故云"不可发汗"。

　　本条运用的是汉文兜转法，"宜桂枝二越婢一汤"应接在"热多寒少"之后。

　　桂枝麻黄各半汤、桂枝二麻黄一汤、桂枝二越婢一汤，皆表证经久不愈，邪气郁滞，但有轻重之不同。由于邪郁既久，邪势已衰，既非单纯桂枝汤证，也非单纯麻黄汤证，故用麻黄桂枝二方酌量参合以治之。三方汤证都是有发热恶寒，热多寒少。一日二三度发，其邪稍重；一日再发，其邪稍轻；发热恶寒全日无休止时，则其邪较重，但比桂枝汤、麻黄汤证为轻。桂枝二越婢一汤外散表邪，内清郁热，治太阳病表未解而内有热的发热恶寒、热多寒少、全日无休止之轻证，为微发汗而兼清里热之剂。桂枝二麻黄一汤的发汗之力最弱，治发热恶寒、一日再发的邪在肌表之轻微证。桂枝麻黄各半汤小发汗，治发热恶寒、热多寒少、一日二三度发之太阳表郁轻证。

【原文】

服桂枝汤，或下之，仍头项强痛，翕翕发热，无汗，心下满微痛，小便不利者，桂枝去桂加茯苓白术汤主之。

桂枝去桂加茯苓白术汤方

芍药三两　甘草二两，炙　生姜切　白术　茯苓各三两　大枣十二枚，擘

上六味，以水八升，煮取三升。去滓，温服一升，小便利则愈。本云，桂枝汤，今去桂枝，加茯苓、白术。

【释义】

本条讲述水停表郁的证治。

病人原有"头项强痛，翕翕发热，无汗"，是表邪不解，以桂枝汤解表不效；复见"心下满微痛"，以里实之证而施用下法。"仍头项强痛，翕翕发热，无汗，心下满微痛，小便不利。"从汗下之治疗经过分析，说明是证既不完全是桂枝汤证，又非真正的里实可下之证。小便不利是气化不行而水邪内停的反映。水气内停，表遏阳郁，太阳之经气不利，以致头项强痛，翕翕发热，无汗；水气内停，气机郁滞，里气不和，是以心下满微痛。本证之病机实为水停阳郁，故治以利水通阳为法，方取桂枝去桂加茯苓白术汤旨在健脾利水，小便利则水邪去，水邪去则阳气通，水去阳通则表解，头项强痛，翕翕发热，无汗，心下满微痛，小便不利诸证可除，是"通阳不在温，而在利小便"之理，故仲景于方后注中谓"小便利则愈"。

本方即桂枝汤去桂枝加茯苓、白术而成。所以去桂者，因汗下之后恐津液有伤，且方中芍药、甘草酸甘相伍可以益阴，白术健脾化湿，茯苓健脾行水，生姜发表散水，芍药和营利水，大枣培土制水，生姜甘草大枣又能调和营卫。是方重在健脾利水，俾脾气恢复，水精四布，小便通利，则诸症自除，陈修园谓："此时须知利水法中，大有转旋之妙用，而发汗亦在其中，以桂枝去桂加茯苓白术汤主之……助脾之转输，令小便一利，而诸病霍然矣。"

【原文】

伤寒，脉浮，自汗出，小便数，心烦，微恶寒，脚挛急①，反与桂枝，欲攻其表，此误也。得之便厥②，咽中干，烦躁吐逆者，作甘草干姜汤与之，以复其阳；若厥愈足温者，更作芍药甘草汤与之，其脚即伸；若胃气不和，谵语③者，少与调胃承气汤；若重发汗，复加烧针者，四逆汤主之。

甘草干姜汤方

甘草四两，炙　干姜二两

上二味，以水三升，煮取一升五合，去滓，分温再服。

芍药甘草汤方

白芍药　甘草各四两，炙

上二味，以水三升，煮取一升五合，去滓，分温再服。

调胃承气汤方

大黄四两，去皮，清酒洗　甘草二两，炙　芒硝半升

上三味，以水三升，煮取一升，去滓，内芒硝，更上火微煮令沸，少少温服之。

四逆汤方

甘草二两，炙　干姜一两半　附子一枚，生用，去皮，破八片

上三味，以水三升，煮取一升二合，去滓，分温再服。强人可大附子一枚，干姜三两。

【词解】

①挛急：拘急挛缩，伸展不利。

②厥：手足逆冷。

③谵语：神志不清，胡言乱语。

【释义】

本条讲述表证夹里虚而误汗的变证及随证救治方法。

脉浮、自汗出、微恶寒，是病在表，属太阳表虚证；小

便频数，是里阳虚不能摄敛津液；心烦、脚挛急，是阴液不足，失于濡润。此属阴阳两虚之人感受外寒，治当扶阳解表。仅用桂枝汤，是犯了"虚虚"之戒，属于误治。

误以桂枝汤解表散邪，导致阴阳之气更虚。阳虚不能温煦四末，则手足厥逆；阴液不能上滋，则咽中发干；心神失于濡养，则生烦躁；阴寒犯胃，胃气不和，则见呕逆。此乃阴阳俱虚，错综复杂之证，宜区分标本缓急治疗。权衡得失利弊，此病实以阳虚为急，需先用甘草干姜汤以复其阳。

药后阳气得复，则厥逆消失，下肢转温。再用芍药甘草汤，酸甘化阴，缓急舒挛，筋脉得到阴血的濡润，挛急即可缓解。芍药不宜在阳气未振之前使用，因其酸苦阴柔，不利于阳气的振奋，又有收敛之性，也不利于表邪的外散。在阳复邪去之后使用，则无此弊。

若病人谵语，则是邪从燥化，病已转入阳明，形成胃肠燥热证，宜用小量调胃承气汤，以润燥泻热。

体虚之人感受外寒，治当扶正解表，两相兼顾；体虚甚者，则当先扶正，后解表。不可只用解表剂发汗，更不可再用烧针发汗。若一误、再误，则汗多亡阳，需用四逆汤回阳救逆。

本条论述的是表证夹里虚而误汗的变证及随证救治方法，因病人感邪有轻重，体质有强弱，病邪之传变途径各异，故疾病的变化会多种多样，需具体情况具体分析，以上也仅是举例介绍几种可能发生的病变，但这已较为充分地体现了"观其脉证，知犯何逆，随证治之"的辨证治疗思路与方法。

甘草干姜汤中甘草味甘，干姜味辛，辛甘合化则为阳，且甘草量倍于干姜，重在复中焦之阳，中阳振奋，脾阳健运，则厥逆可愈。

芍药甘草汤中白芍苦酸，甘草甘平，酸甘合化，能养血敛阴，和中缓急，使阴液得复，筋脉得养，则腿脚挛急可缓解。

【原文】

问曰：证象阳旦[①]，按法治之而增剧，厥逆，咽中干，两胫[②]拘急而谵语。师曰：言夜半手足当温，两脚当伸。后如师言，何以知此？答曰：寸口脉浮而大，浮为风，大为虚，风则生微热，虚则两胫挛，病形象桂枝，因加附子参其间，增桂令汗出，附子温经，亡阳故也。厥逆，咽中干，烦躁，阳明内结，谵语烦乱，更饮甘草干姜汤；夜半阳气还，两足当热，胫尚微拘急，重与芍药甘草汤，尔乃胫伸；以承气汤微溏，则止其谵语，故知病可愈。

【词解】

①证象阳旦：证候与阳旦汤证相似。《金匮要略·妇人产后病脉证并治》注："阳旦汤，即桂枝汤方。"

②胫：小腿，从膝盖到脚后跟的一段。

【释义】

本条承接上条讨论其证治的机制。

本条是承接上条，以设问之法，继续讨论桂枝汤类证误用桂枝汤治疗致变之理。《金匮要略·妇人产后病脉证并治》谓："产后风续之数十日不解，头微痛，恶寒，时时有热，心下闷，干呕汗出，虽久，阳旦证续在耳，可与阳旦汤，即桂枝汤方，见下利中。""证象阳旦"是说上条"伤寒脉浮，自汗出"及"微恶寒"等像是阳旦汤证，"按法治之而增剧"指用桂枝汤治疗，病情非但不见好转，反而恶化增剧，出现手足厥冷、咽喉干燥、烦躁吐逆等症。这是因为证象阳旦而实非阳旦，除"伤寒脉浮，自汗出"及"微恶寒"外，尚有"小便数，心烦"及"腿脚挛急"等症，非桂枝汤证而以桂枝汤治之，是以会发生变证。"寸口脉浮而大，浮为风，大为虚，风则生微热，虚则两胫挛，病形象桂枝，因加附子参其间，增桂令汗出，附子温经，亡阳故也。厥逆，咽中干，烦躁，阳明内结，谵语烦乱"，则是对变证病理机制的分析，根据寸口脉象浮大，浮为风邪，大为正虚，表有风邪故有微热，阴阳两虚，则小腿拘挛，病的情形虽像桂枝汤证，但实为虽有表邪但阴阳两虚，应当用桂枝加附子汤以温经复阳，现反而用桂枝汤并增加桂枝的用量，以致汗出多而阳气更虚，因而四肢厥冷，咽喉干燥，烦躁不安。其救治的方法，应当先用甘草干姜汤辛甘复阳。夜半阳气来复，两脚自然转温。下肢如还微有拘挛，再用芍药甘草汤酸甘复阴，拘挛就会消失。这是先复阳、后复阴之法。如果咽喉干燥，烦躁不安，并出现言语错乱，则是阳明燥热内结，需要少与调胃承气汤，微和胃气。大便溏说明阳明燥热已除，言语错乱之证随之消失，病即痊愈。

【原文】

太阳病，项背强几几，无汗恶风，葛根汤主之。

葛根汤方

葛根_{四两}　麻黄_{三两，去节}　桂枝_{二两，去皮}　生姜_{三两，切}　甘草_{二两，炙}　芍药_{二两}　大枣_{十二枚，擘}

上七味，以水一斗，先煮麻黄、葛根，减二升，去白沫，内诸药，煮取三升，去滓，温服一升，覆取微似汗，余如桂枝法将息及禁忌，诸汤皆仿此。

【释义】

本条讲述风寒束表，太阳经气不舒的证治。

太阳病，无汗恶风，是卫阳闭遏、营阴郁滞的太阳伤寒表实证。项背强几几，是风寒外束，太阳经气不舒，津液失于敷布，不能濡养筋脉的病理表现。本证由伤寒表实证与太阳经输证组成，辨证要点是项背拘急不舒、恶寒、无汗、脉浮紧。治宜辛温解表，升津舒经，方用葛根汤。

葛根汤即桂枝汤加葛根、麻黄。桂枝、麻黄、生姜辛温发汗、解散表邪，葛根升阳布津、温煦濡养筋脉，舒经和络，并助麻黄、桂枝发汗解表。芍药、甘草、大枣三物酸甘化阴，以滋养津液，并可缓和筋脉之急。诸药共用，以治风寒外束之无汗恶风、项背强几几之证。

本方的煎服法，原文中指出需先煎麻黄、葛根，去除上面浮沫，然后纳入诸药。其目的是减缓两药的辛散之性，以防止发汗过多而损伤津液，又可避免出现心悸、心烦等不良反应。

风寒袭表，无汗用麻黄汤，有汗用桂枝汤。本证无汗恶风，项背强几几，为何不用麻黄汤加葛根，反而是桂枝汤加麻黄、葛根？如单纯从药味来看，葛根汤确实是桂枝汤加味方，但其实质，仍是由麻黄汤化裁而来。麻桂合用，是麻黄汤的基本配伍，并用生姜加强开腠发汗，以祛除在表之风寒外邪。因证中无咳喘，故不用杏仁。芍药与甘草、大枣配伍，酸甘化阴，滋养汗源，又能缓急止痛，还可防止麻黄、桂枝、生姜发汗过度。

本条与原文"太阳病，项背强几几……"相比较，同为太阳病，项背强几几，而其治有别，原因在于彼证有汗，属中风表虚；本证无汗，为伤寒表实。故前者用桂枝加葛根汤，而本证用葛根汤。

【原文】

太阳与阳明合病^①者，必自下利，葛根汤主之。

【词解】

①合病：二经或三经的证候同时出现。

【释义】

本条讲述太阳与阳明合病而下利的证治。

太阳与阳明合病，是太阳与阳明二经证候同时发生，恶寒、发热、脉浮是病人必具之症，同时又有"自下利"的阳明症状。下利为大肠传导失司所致，故属阳明。下利之前加上一个"自"字，说明此下利非药物治疗所致，又排除了因热迫津液下泄的可能。其利具有水粪杂下，而无恶臭及肛门灼热的特点，且因与恶寒发热脉浮同见，说明病性属寒。是风寒外束肌表而现恶寒发热脉浮，风寒内扰阳明大肠而见下利。

不管是太阳病，还是自下利的阳明病，均是风寒外邪侵袭的结果，治疗当以解除外邪为法。葛根汤既能发汗解表，又能升津止利，切合病情，故用"葛根汤主之"治之。

【原文】

太阳与阳明合病，不下利，但呕者，葛根加半夏汤主之。

葛根加半夏汤方

葛根四两　麻黄三两，去节　甘草二两，炙　芍药二两　桂枝二两，去皮
生姜二两，切　半夏半升，洗　大枣十二枚，擘

上八味，以水一斗，先煮葛根、麻黄，减二升，去白沫，内诸药，煮取三升，去滓，温服一升，覆取微似汗。

【释义】

本条讲述太阳阳明合病而呕逆的证治。

本条承接上条，继续讨论太阳与阳明合病的证治。既曰太阳与阳明合病，恶寒、发热、脉浮是为必见证候。阳明包括胃与大肠，外邪内扰于肠，可见下利；内扰于胃，胃气上逆，则见呕吐。

呕、利表现虽殊，但风寒外邪内扰阳明的基本病理则一，所以呕吐的性质属寒。治疗仍以葛根汤解外散邪，另加半夏，与生姜同用，和胃降逆止呕。

本证与葛根汤证比较，同为太阳阳明合病，前条病变位于大肠，以下利为主；本证病位在胃，以呕为主。

太阳与阳明合病是表里同病的一种，在恶寒发热的同时兼见呕吐或下利，这种发病形式在临床上极为多见。严重者则呕吐与下利同时出现，可用葛根加半夏汤治疗。

【原文】

太阳病，桂枝证，医反下之，利遂不止，脉促者，表未解也，喘而汗出者，葛根黄芩黄连汤主之。

葛根黄芩黄连汤方

葛根半斤　甘草二两，炙　黄芩三两　黄连三两

上四味，以水八升，先煮葛根，减二升，内诸药，煮取二升，去滓，分温再服。

【释义】

本条讲述里热夹表邪的下利证治。

太阳病桂枝证，是风寒外邪侵袭肌表所致的中风表虚证，治当用桂枝汤解肌祛风，调和营卫。医生误用攻下法治疗，使外邪内陷。脉象急促，说明邪已化热。邪热下迫大肠，则下利不止；表里之邪逼迫于肺，肺失清肃则喘；热邪蒸腾，迫津外泄，故见汗出。皆因表邪化热未解，邪热内陷阳明所致，是表里俱热之证。治以葛根黄芩黄连汤清热止利，表里双解。

葛根黄芩黄连汤重用葛根，既辛凉发汗，解散表热，又升清阳，起阴

气而止利。黄芩、黄连苦寒，清热燥湿止利。甘草和中缓急，调和诸药。四药合用，共奏表里双解之功，下利自止。

本方中葛根一物多用，又与黄芩、黄连配伍，其重点在于清热止利，故里热下利，不论有无表热证，均可施用。

本证与葛根汤证均为表里同病的下利，但病理性质不同。本证是外邪化热入里，热逼大肠，而葛根汤证是风寒束表，同时内犯肠腑。

【原文】

太阳病，头痛，发热，身疼腰痛，骨节疼痛，恶风无汗而喘者，麻黄汤主之。

麻黄汤方

麻黄三两，去节　桂枝二两，去皮　甘草一两，炙　杏仁七十个，去皮尖

上四味，以水九升，先煮麻黄，减二升，去上沫，内诸药，煮取二升半，去滓，温服八合，覆取微似汗，不须啜粥，余如桂枝法将息。

【释义】

本条讲述太阳伤寒表实证的证治。

本条提出头痛、发热、身疼、腰痛、骨节疼痛、恶风、无汗、气喘等症状，是太阳伤寒的主要临床表现，治以麻黄汤为主方，故为"伤寒八证"或"麻黄八证"。但学习本条太阳伤寒之脉症仍须与前文合参，即在"八证"上还应当补入头项强痛而恶寒、脉浮紧、呕逆等症状。前文所说的恶寒与本条所说的恶风并不矛盾，因为从病因学角度看，风寒邪气常合而为病，风多兼寒，寒亦多兼风；从临床表现看，外感病病人，常是恶风恶寒并见，只不过有程度的不同，此之恶风即是恶寒的互词。太阳伤寒证，为感受寒邪，卫阳外闭，营阴郁滞而成。因寒性凝滞收引，主痛，寒邪袭表，使卫阳闭遏、营阴凝滞，太阳经气不利，经脉筋肉拘紧，营卫气血流通不畅，不通则痛，因而产生头、身、关节等诸处疼痛；寒为阴邪，最易伤人阳气，卫阳被伤，因此必恶寒；寒邪闭敛，营卫凝滞，腠理闭塞，玄府不

通，所以无汗；正气欲奋起抗邪于外，但卫阳之气又闭郁而不得宣泄，所以发热；肺合皮毛而主表，表闭无汗，肺气失宣，故作喘。本条论述详于证而略于脉，从"太阳病，或已发热，或未发热……"可知，太阳伤寒因应见浮紧之脉，且寸、关、尺三部均应浮紧，方属于太阳伤寒表实证。《素问·玉机真藏论》曰："风寒客于人，使人毫毛毕直，皮肤闭而为热，当是之时，可汗而发也。"故在临床治疗时以开表发汗为大法。其治当以麻黄汤发汗解表，宣肺平喘为宜。

麻黄汤是发汗解表之峻剂，方中麻黄开腠启闭，发汗散寒，宣肺平喘；桂枝通达卫阳，祛邪外出；杏仁降肺气，助麻黄以平喘促；炙甘草调和诸药。全方为辛温发汗峻剂，是治疗伤寒表实证的主方。因其发汗峻烈，所以服汤后不需啜热粥，只需温覆，使其微汗，不可令大汗淋漓。

【原文】

太阳与阳明合病，喘而胸满者，不可下，宜麻黄汤。

【释义】

本条讲述太阳与阳明合病，病偏太阳的证治。

太阳与阳明合病，两类病证的存在，应有太阳与阳明证候同时出现，此处不见腹满，而见喘而胸满，说明尚未形成里实，不可早用攻下法。

本条突出"喘而胸满"而非"腹满"，说明病证以表寒外束、肺气失宣为主，偏重太阳，所以用麻黄汤发汗解表，宣肺平喘。待表解喘平，肺气顺畅，腑气得以通降。

【原文】

太阳病，十日以去，脉浮细而嗜卧者，外已解也。设胸满胁痛者，与小柴胡汤。脉但浮者，与麻黄汤。

小柴胡汤方

柴胡半斤　黄芩　人参　甘草炙　生姜切，各三两　大枣十二枚，擘半夏半升，洗

上七味，以水一斗二升，煮取六升，去滓，再煎取三升，温服一升，日三服。

【释义】

本条论述太阳病日久的转归及证治。

太阳病已达 10 日，病情可能会出现不同的转归。

脉由浮紧变为浮细，细为小脉，表示表邪衰退。嗜卧，标志着已无所苦，说明邪气将退，正气未复。脉症合参，得知表邪已解，为将愈之候。

胸胁乃少阳经脉循行之部位，胸满胁痛是少阳病主症，说明邪入少阳，枢机不利，此时脉细当为弦细，宜用小柴胡汤和解少阳。

"脉但浮"，表邪仍在太阳，仍当用麻黄汤发汗。判断疾病的转归当以脉症为依据，太阳病不必拘时日，只要表证未变，其治法用方也不变，即有是证，用是药。

本条所述太阳伤寒日久的几种变化，也只是举例而言。其中有自愈者，有传入少阳者，有表邪仍不解者，这些变化也都是邪正斗争消长的客观反映。在临证时观察病情，既要以脉症为依据，又要考虑到邪正斗争的变化，才能达到扶正祛邪之目的。另外，它也体现了辨证施治的重要性。

【原文】

太阳中风，脉浮紧，发热恶寒，身疼痛，不汗出而烦躁者，大青龙汤主之。若脉微弱，汗出恶风者，不可服之。服之则厥逆，筋惕肉眴①，此为逆也。

大青龙汤方

麻黄六两，去节　桂枝二两，去皮　甘草二两，炙　杏仁四十枚，去皮尖
生姜三两，切　大枣十枚，擘　石膏如鸡子大，碎

上七味，以水九升，先煮麻黄，减二升，去上沫，内诸药，煮取三升，去滓，温服一升，取微似汗。汗出多者，温粉②粉之。一服汗者，停后服。若复服，汗多亡阳，遂虚，恶风烦躁，不得眠也。

【词解】

①筋惕肉眴（shùn）：筋肉跳动。
②温粉：扑身止汗的外用药粉。

【释义】

本条讲述伤寒表实兼里热烦躁的证治以及大青龙汤的禁例。

太阳病，感受风寒之邪，表现为"脉浮紧、身疼痛、不汗出"，这是太阳伤寒最为典型的三个脉症。外感风寒，毛孔闭塞，阻遏太阳之经气，营卫不通，故见此等证候。这与麻黄汤证基本相同。本条以此三个典型脉症强调寒邪闭表过重，阳气不得宣泄的病机。由于表邪过重，太阳之气出入受阻，结于胸中，不得宣泄，郁而化热，热扰心神，烦躁由生，此为大青龙汤证所独有，故用本方治疗，方以麻黄汤为主，以麻黄、桂枝、生姜辛温发汗，并重用麻黄发其郁阳，杏仁宣降肺气，石膏清泄里热，甘草、大枣顾护胃气以培汗源，使发汗清热而不伤正，为表里双解之方。

本证与麻黄汤证相比较，表实无汗相同，而烦躁一症则为本证所独有。"不汗出而烦躁"，不仅揭示了两个证候之间的关系，而且指出了大青龙汤证的辨证要点。伤寒表实治以麻黄汤发汗解表；表实兼内热则治以大青龙汤，解表兼清里热。

大青龙汤发汗之力较麻黄汤更为峻猛，用之不当，最易造成不良后果，故当慎用。如见脉微弱，汗出恶风者，则不可服。因为汗出恶风主表虚，脉微弱主里虚。表里俱虚，则不能用大青龙汤。若误服，势必引起大汗伤阳损液，阳虚无以温养，液少不能濡润，而致手足厥冷、筋肉跳动等变证发生，故云"此为逆也"。

关于温粉，论中未注明为何物。后世有以温粉命名的方剂，唐代孙思邈《备急千金要方》中温粉方的药物组成是：煅牡蛎、生黄芪和粳米粉。

【原文】

伤寒，脉浮缓，身不疼，但重，乍[1]有轻时，无少阴证者，大青龙汤发之。

【词解】

[1]乍：有时。

【释义】

本条讲述伤寒兼里热的证治。

"脉浮紧，发热恶寒，身疼痛，不汗出而烦躁"，这固然是大青龙汤主治的典型证候。由于其病机是外寒里热，邪气会逐渐化热，寒势减轻，所以身体不疼而是身重，脉由浮紧变为浮缓；邪气进退于表里之间，故而身重尚有减轻之时。邪气虽渐化热，但表寒闭塞未开；所以恶寒、发热、无汗、烦躁应该仍然存在。此处的身重不疼、脉显浮缓之象，同样是风寒束表，卫闭营郁，邪郁化热的病理表现，仍可用大青龙汤治疗。

由于少阴阳虚阴盛，也可见身重，所以在排除少阴病的情况下方可使用大青龙汤。少阴阳虚阴盛，必有恶寒踡卧、手足厥冷、脉微等症，与大青龙汤证之恶寒发热、脉浮的表现有明显的差异，临证需作鉴别。

【原文】

伤寒表不解，心下有水气，干呕，发热而咳，或渴，或利，或噎，或小便不利，少腹满，或喘者，小青龙汤主之。

小青龙汤方

麻黄去节　芍药　细辛　干姜　甘草炙　桂枝去皮，各三两　五味子半升　半夏半升，洗

上八味，以水一斗，先煮麻黄，减二升，去上沫，内诸药，煮取三升，去滓，温服一升。若渴，去半夏，加栝楼根三两。若微利，去麻黄，加荛花，如一鸡子，熬令赤色。若噎者，去麻黄，加附子一枚，炮。若小便不利，少腹满者，去麻黄，加茯苓四两。若喘，去麻黄，加杏仁半升，去皮尖。且荛花不治利，麻黄主喘，今此语反之，疑非仲景意。

臣亿等谨按：小青龙汤，大要治水。又按《本草》，荛花下十二水，若水去，利则止也。又按《千金》，形肿者应内麻黄，乃内杏仁者，以麻黄发其阳故也，以此证之，岂非仲景意也。

【释义】

本条讲述太阳伤寒兼水饮内停的证治。

"伤寒表不解"是本病的病因病机，"心下有水气"是本病的病位所在和病理产物。若素体肺气不调，宿有寒痰水饮，复感风寒，内外合邪，极易加重病情，形成外寒内饮之证。发热，为表不解；咳嗽干呕，示心下有水饮。咳喘是本证的重点，为水饮射肺，肺气失宣；干呕，为水饮犯胃，胃气上逆。另外，水饮内停，津液不布则口渴；水气下趋大肠则下利；水

气上逆则噎阻;肺气失于肃降,膀胱失于气化,则小便不利而小腹满。

本证病位重点在于肌表与肺胃;病机重点在于外寒与内饮;病症重点在于发热与咳喘。以上各种症状的产生,皆由表寒外束、水饮内停所致。因水气动荡不居,或聚或散,会出现一系列或然证,故用小青龙汤解表化饮,表里两治。

小青龙汤由麻黄汤去杏仁加芍药、细辛、干姜、五味子、半夏而成。麻黄发汗解表,宣肺止咳平喘,并有利水之功;配桂枝通达卫阳,增强宣散寒邪的作用;芍药活血利水,干姜、细辛、半夏温散寒饮,半夏还能和胃止呕;五味子敛肺止咳平喘;甘草甘温守中,调和诸药。全方共奏外散表寒、内消水饮之功,为表里两治之方。本方重点在于温散寒饮,止咳平喘,对寒饮内停所致之咳喘证,不论有无表邪,均能使用。

对于本方的加减法,疑点较多,后世颇有争议。一般可有如下理解:

渴为津液不足,故去温燥之半夏,加天花粉生津止渴;下利加荛花,逐水止利;噎加附子温阳散寒;小便不利,少腹满,加茯苓渗湿利水;喘者加杏仁以降气平喘。这些或然证的产生,主要是由水饮所致,故都去辛散之麻黄,以免耗伤肺气。

小青龙汤与大青龙汤均由麻黄汤加减衍化而来,都是表里两解之方,但小青龙汤重在温散寒饮,以治疗咳喘;而大青龙汤以发汗为主,发汗散寒兼清郁热而除烦。

【原文】

伤寒,心下有水气,咳而微喘,发热不渴。服汤已,渴者,此寒去欲解也。小青龙汤主之。

【释义】

本条讲述表寒里饮证服用小青龙汤后的反应。

本条与上条都是伤寒表不解,心下有水气,上条有"或渴",本条讲"发热不渴",说明"不渴"是外寒内饮的正局,正是小青龙汤的适应证,而"或渴"仅是变局。本条服药后"渴者",是发汗之后,温化之余,上焦津液一时不能敷布之故，所以是寒饮得化的佳兆。此虽口渴但不甚，待气机恢复，水津四布，则口渴自除，故曰"此寒去欲解"也。

本条属于倒装文法，"小青龙汤主之"应接在"发热不渴"之后，再次叙述外寒内饮的证治。"伤寒，心下有水气"与上条"伤寒表不解，心下有水气"之意同。咳而微喘，发热不渴，是小青龙汤的适应证。

【原文】

太阳病，外证①未解，脉浮弱者，当以汗解，宜桂枝汤。

桂枝汤方

桂枝去皮　芍药　生姜各三两，切　甘草二两，炙　大枣十二枚，擘

上五味，以水七升，去滓，温服一升，须臾啜热稀粥一升，助药力，取微汗。

【词解】

①外证：表现于外的证候。此处指的是太阳病恶寒、发热、头痛、脉浮之表证。

【释义】

本条讲述太阳病脉浮弱用桂枝汤治疗。

太阳病，发热、恶寒、头痛等表证依然仍在，治当发汗解表，但发汗有麻黄汤与桂枝汤之异，用何方为妥？关键在于证候之不同。"脉浮弱"揭示了辨证要点。浮主病邪在表，弱乃正气不足。虽是表证，但不耐麻黄汤峻汗，只宜桂枝汤解肌祛风，调和营卫。从"宜桂枝汤"而不言"桂枝汤主之"来看，也是斟酌选择之意。权衡利弊得失，还是以桂枝汤为妥。

【原文】

太阳病，下之微喘者，表未解故也，桂枝加厚朴杏子汤主之。

桂枝加厚朴杏子汤方

桂枝三两，去皮　甘草二两，炙　生姜三两，切　芍药三两　大枣十二枚，擘　厚朴二两，炙，去皮　杏仁五十枚，去皮尖

上七味，以水七升，微火煮取三升，去滓，温服一升，覆取微似汗。

【释义】

本条讲述太阳病误下后致喘的证治。

太阳病，治当发汗解表。误用攻下治疗后，表邪未得解除。在表之邪，影响肺气的肃降，出现轻度的气喘，治以桂枝加厚朴杏子汤解肌祛风，兼降气平喘。

桂枝加厚朴杏子汤即桂枝汤加厚朴、杏子。本条与"喘家作，桂枝汤加厚朴、杏子佳。"产生气喘的原因不同，此为太阳病误下引起，彼为新感引动宿疾导致，但两者的基本病机一致，所以用药相同。

【原文】

太阳病，外证未解，不可下也，下之为逆，欲解外者，宜桂枝汤。

【释义】

本条讲述表邪未解又兼里实的治疗次序。

太阳病，当表证没有解除的时候，不可过早使用攻下的方法。如果误用攻下，则易使外邪内陷，而发生多种变证。要想解除表证，宜用桂枝汤。

单纯的太阳表证，一般不可能使用下法。以理推之，此处除恶寒发热等表证外，当有"不大便"等里证的存在。表证治用汗法，里实证治以攻下。如果既有表证，又有里实证的情况下，治疗当先解除表证，待表证解后，里实证仍在，方可攻下。

这里重点是强调表里同病的治疗，应遵循先表后里的治疗原则。用桂枝汤解表，只是举例而言。至于本证，既然用桂枝汤治疗，自然是中风表虚。

【原文】

太阳病，先发汗不解，而复下之，脉浮者不愈。浮为在外，而反下之，故令不愈。今脉浮，故在外，当须解外则愈，宜桂枝汤。

【释义】

本条讲述太阳病汗下后脉浮者仍当解表。

太阳病，先用发汗法，表邪不解，多为汗不得法所致。太阳表证，使用辛温发汗为正治之法，药后病证不解，或只是局部汗出，或汗出过多过少，或汗出时间过短。表证不解，发汗解表仍然是治疗的唯一途径，切不可因一汗不解，就改用攻下。攻下属于误治，多易造成外邪内陷，引起变证，但此处脉象仍浮，表证未有变化。脉浮为邪在表，而反用下法治疗，自然不能治愈。现在脉浮，说明病仍在表，还应当用解表的方法治疗，宜用桂枝汤。脉浮是辨证要点，显示病邪尚未内陷，正气仍然能够与邪气抗争。

【原文】

太阳病，脉浮紧，无汗发热，身疼痛，八九日不解，表证仍在，此当发其汗。服药已微除，其人发烦，目暝①，剧者必衄，衄乃解。所以然者，阳气重②故也。麻黄汤主之。

【词解】

①目暝（míng）：眼睛闭合，不欲睁开。

②阳气重：指外邪束表，卫阳受其郁遏较重。

【释义】

本条讲述太阳伤寒日久的证治及服用麻黄汤后的反应。

太阳伤寒至八九日，若脉浮紧、无汗、发热、身疼痛等表证依然存在，仍当用麻黄汤发汗解表。治疗时不必拘泥日数，有是证则用是方。

服药后，轻者即能一汗而解，但在出汗之时，内郁之阳气振发，正气将伸未伸之际，有发烦、闭目不欲见物之感。待汗出邪解后，可自然消失。

阳郁较重者，服麻黄汤虽能去外闭之寒，而内郁之热则有可能随之升腾，可致衄血。衄血后，邪热随之外泄，病情即可缓解。"所以然者，阳气重故也"，是说明机制，言衄血是表闭时久，阳热内郁过甚所致。

本条为倒装文法，"麻黄汤主之"应接在"此当发其汗"之后。

【原文】

太阳病，脉浮紧，发热，身无汗，自衄者愈。

【释义】

本条讲述太阳表实证自衄可愈。

脉浮紧，发热，身无汗，是太阳伤寒表实证。服麻黄汤后，可汗解，也可衄解。有些病人，还可自衄作解，不药而愈。其机制在于：太阳伤寒失于汗解，邪无出路，阳气不得宣泄，郁于经络，日久化热，伤于鼻中血络而成。此种鼻衄，是病理发展的后果，但由于血汗同源，衄后邪随衄出，热从衄泄，故也可以作为一个邪解得愈的转机。伤寒邪随衄解，每见于青壮年阳气有余之人，老弱病人则少见。

【原文】

二阳并病①，太阳初得病时，发其汗，汗先出不彻，因转属阳明，续自微汗出，不恶寒。若太阳病证不罢者，不可下，下之为逆，如此可小发汗。设面色缘缘②正赤者，阳气怫郁在表，当解之熏之。若发汗不彻，不足言，阳气怫郁不得越，当汗不汗，其人躁烦，不知痛处，乍在腹中，乍在四肢，按之不可得，其人短气，但坐③以汗出不彻故也，更发汗则愈。何以知汗出不彻？以脉涩故知也。

【词解】

①并病：一经证候未罢，又出现另一经证候。
②缘缘：持续不断。
③坐：责，因由。

【释义】

本条讲述太阳病汗出不彻的三种转归。

本条可分为三个层次讨论：

太阳病本当发汗，但用药不当，或病重药轻，或服药不得法，以致汗出不透，邪气化热内传，转属阳明病。阳明热盛，逼迫津液外泄而见汗出；表邪已尽，则不再恶寒。

如果太阳病证没有解除，又出现阳明病，就成为太阳与阳明并病。太阳表证未罢，又并发阳明里实证，治应先解其表，后攻其里。太阳表证没有解除，不可用攻下之法，但阳明证已见，只可用小发汗法。过汗伤津，易助阳明燥热。如果先用攻下法，就会使表邪内陷，是错误的治疗方法。太阳表证未解的标志是"面色缘缘正赤"，乃阳气怫郁于表所致，可用熏法取汗，以达到解表之目的。

太阳病发汗，因汗出过少，使外邪不得宣泄，阳气因而怫郁在表。表闭阳郁，病人心烦躁动。"不知痛处，乍在腹中，乍在四肢，按之不可得"是形容烦躁时全身不适，无可奈何之状。由于阳郁不伸，肺气不利，所以病人短气。这些病证均因当汗不汗或汗出不彻所致，所以治疗当再发其汗。脉涩反映邪气凝滞与营卫郁遏的病机，是汗出不彻的佐证。

【原文】

脉浮数者，法当汗出而愈。若下之，身重心悸者，不可发汗，当自汗出乃解。所以然者，尺中脉微，此里虚，须表里实，津液自和，便自汗出愈。

【释义】

本条讲述表证误下里虚禁汗。

脉浮数者，为邪在表，当用汗法治疗，即可痊愈。误用攻下，则损伤正气，阳气亏虚，心无所主，而心慌跳动不安。气虚不能充实四肢，加之表邪未解，内外困顿，故身重。阳气不足，所以尺中脉微。此时虽表证仍在，也不可强发其汗，而应当用和表实里之法，使表里之气恢复而充实，津液调和，病人自然能汗出而愈。

对于本条"须表里实，津液自和"一句，后世有医家解释为不需服药，静待人体正气自复，如尤在泾"尺中脉微，为里虚不足，若更发汗，则并虚其表，里无护卫，而散亡随之矣。故必候其表里气复，津液通和，而后汗出而愈，岂可以药强迫之哉"（《伤寒贯珠集》）。从原文来看，病已"尺中脉微"，说明里虚较甚，正气难于自复，表邪亦不能自解，若非要等待自复，则有可能延误治疗时机。如及时补虚扶正，调和营卫，则有利于疾病早日康复，桂枝新加汤和小建中汤可供选择。

【原文】

脉浮紧者，法当身疼痛，宜以汗解之。假令尺中迟者，不可发汗。何以知然？以荣气不足，血少故也。

【释义】

本条讲述尺中脉迟不可发汗。

太阳伤寒表实证，脉浮紧，身疼痛，应当用麻黄汤发汗解表。"脉浮紧"应是寸、关、尺三部的脉象均浮紧，才是真正的太阳伤寒表实证。若尺脉迟缓，则属内有正虚，"何以知然？以营气不足，血少故也"，仲景的这一自注就是最好的说明。麻黄汤必须在气血充盈的情况下使用，才能得汗而解。在气虚血少时强发其汗，不仅不能得汗，反而损伤正气，造成不良后果。因麻黄汤毕竟为峻汗之剂，当用于表实而里不虚者。虚人用之，每易损阳伤阴，致生他变。

【原文】

脉浮者，病在表，可发汗，宜麻黄汤。

【释义】

本条讲述脉浮病在表可发汗。

本条是以脉代证的表述法。脉浮而紧，兼见发热、恶风寒、头身痛、无汗，属于伤寒表实证者，可以使用麻黄汤辛温发汗。"可""宜"有斟酌选择之意。

脉浮者未必都是病在表，病在表也不一定都用麻黄汤发汗。本条文简意深，已含有症状、辨证、立法、处方等内容，需要脉症合参，全面分析，斟酌选择。

【原文】

脉浮而数者，可发汗，宜麻黄汤。

【释义】

本条讲述太阳伤寒脉浮数可用麻黄汤。

脉浮而数者，常见于表热证候，但却未必都是表热证候。如果脉虽浮数，却见"未发热，必恶寒，体痛，呕逆"者，则仍属于太阳伤寒表实证，仍然可以用麻黄汤发汗解表。

　　麻黄汤证的脉象不一定都是阴阳俱紧，因人之体质有差异，感邪之轻重有区别，有时也可见浮数，这是正邪交争的一种反应，不可就此认定为表热或里热。麻黄汤证典型脉象为浮紧脉，但也可见浮数的脉象，由于脉症不甚典型，故不曰"麻黄汤主之"，而曰"宜麻黄汤"，言外之意，可根据病情，斟酌选择，甚或适当加减化裁。

　　证之临床，一些严重的风寒感冒病人，常有恶寒、发热，脉象也比正常人略快一些，但证候却依然是太阳伤寒表实证，仍然可以用麻黄汤治疗。本条须与前面原文的内容相参合，以利于做出正确判断。

【原文】

　　病常自汗出者，此为荣气和，荣气和者，外不谐，以卫气不共荣气谐和故尔。以荣行脉中，卫行脉外。复发其汗，荣卫和则愈，宜桂枝汤。

【释义】

　　本条讲述营卫不和所致常自汗出的治疗。

　　自汗出的原因，为营气和，但卫气却不与之协调。因为在正常情况下，营行脉中，为卫之守，卫行脉外，为营之使，二者一内一外，一阴一阳，相互协调，相互为用，营卫和合，阴阳平衡，故为不病。若营卫失和，则发生病变。经常有自汗出的人，是其营气虽和，但卫气却不与之协调，是营卫相离而出现了异常变化。卫气不能固护营阴，营阴失去屏障，不能内守，故而经常有自汗出。给予桂枝汤发汗解肌，调和营卫，使营卫调和，则汗出自止。

　　桂枝汤与玉屏风散均能治疗自汗出，但两者的病理机制不同。前者因卫气受病，腠理开合失司所致，后者是单纯的卫阳气虚而腠理不固。

【原文】

　　病人脏无他病，时发热，自汗出而不愈者，此卫气不和也。先其时发汗则愈，宜桂枝汤。

【释义】

本条讲述营卫不和时发热自汗出的证治。

病人脏腑虽然没有什么明显的病变，但有时发热、自汗出，而不能自愈。究其原因，是卫阳浮盛而发热，营阴不能内守而自汗出。在其发热、汗出之前，给予桂枝汤发汗解肌，调和营卫，使营卫调和，则发热、汗出自止。所谓"先其时发汗"，是指在发热汗出之前的间歇时间，也就是尚未发热汗出的时候给药，因此时人体营卫阴阳较平衡稳定而易于调节。若正当发热汗出之时给药，则难以调整营卫之偏，甚至还有可能因汗出过多而伤害正气。

【原文】

伤寒，脉浮紧，不发汗，因致衄者，麻黄汤主之。

【释义】

本条讲述伤寒表实证失汗致衄的治疗。

太阳伤寒表实证，这里特别强调了"脉浮紧，不发汗"，既揭示风寒郁遏、腠理闭塞严重，又提示未能及时治疗，当汗失汗，以致表闭更甚，邪气无从外泄，阳郁不能伸宣，上攻阳络而为鼻衄。若衄后脉静身和，邪随衄解，则无须再用药物治疗；但本条却是衄血不畅，恶寒、头痛、不汗出、脉浮紧等太阳伤寒表实证依然严重。虽有少量衄血，但表邪未解，仍需要以麻黄汤开表发汗、宣散外邪。

本条的病机与前条文基本相同，前者为邪随衄解，而本条为衄后表邪未解，故仍需麻黄汤发汗。衄后病邪能否外解，这取决于体质强弱和邪气轻重等多种因素，不可执一而论，仍需"观其脉证，知犯何逆，随证治之"。

太阳病衄后不解治用麻黄汤，必须是太阳伤寒表实证仍在，且衄血量不多，病人体质壮盛，无内热之象，方可使用。若体虚、内热、易出血者，则绝不可孟浪冒进，以免伤及正气。

本条亦是失于发汗而致衄，但衄血之后表证未解，故仍用麻黄汤发汗解表。不难看出，对于伤寒表实证的衄血，不能一概而论，有药后作衄，有不药而衄，有衄后邪解，有衄后表证仍在。是否治疗，应根据当时的具体情况而定。

【原文】

伤寒，不大便六七日，头痛有热者，与承气汤。其小便清者，知不在里，仍在表也，当须发汗。若头痛者，必衄。宜桂枝汤。

【释义】

本条讲述据小便情况辨别病证表里。

伤寒，不大便六七日，头痛有热，既有可能属于太阳表证，亦有可能属于阳明里证，必须观察全身症状，综合分析。

若里热结实，腑气不通，胃气不降，浊热上攻，可有头痛、发热表现，并同时见有尿短色黄等里热征象，此从"其小便清者，知不在里，仍在表也"一句可以反推而知，对于本证的治疗，应当用承气汤攻其里热、泻热通腑。腑气通，浊气降，里热去，头痛即愈。

肺与大肠相表里，若表邪郁闭于皮毛，肺气因之不能肃降，则大肠之气不能通畅，大便亦不能排下。邪气在表，头痛有热乃为常见症状。既然里无热结，小便必然清长。本证的主要矛盾是病邪在表，治当解表发汗，可以选用桂枝汤。"宜桂枝汤"四字应接在"当须发汗"之后，此处属于倒装文法。

服用桂枝汤之后，有可能出现头痛、鼻衄的反应，这是在桂枝汤中辛温药物的促进下，郁遏之阳气得以伸张，勃发于外，宣通于上，逐邪出表，同时也有可能导致阳络的轻度损伤，因此出现短暂的头痛，甚或有少量的衄血。

"其小便清者，知不在里，仍在表也"，是本条审度病机出入、辨别表里内外、施用汗下治法的关键。小便清白，不可能是里热证，肯定还是表证之头痛，因表气不和，也常常会引起里气不通，甚至是不大便六七日。再者，临床上，外感表证与习惯性便秘同时并见，也是常有的情况，未必都是阳明里实，故仍然使用桂枝汤解表。反推之，小便黄赤，则属于里热，再加上不大便六七日，是为阳明腑实热结，因热气内郁，燥热上冲，则现头痛，发热也属于里热壅盛，治当泻热通便，故与承气汤。读《伤寒论》，确实需要举一反三，触类旁通。

【原文】

伤寒，发汗已解，半日许，复烦，脉浮数者，可更发汗，宜桂枝汤。

【释义】

本条讲述伤寒汗解后又出现表证的治疗。

太阳伤寒表证，经发汗后，表邪已解，半天左右，病人又出现烦闷不适，脉象浮数，辨证的重点是现复烦和脉数。分析原因：有可能是余邪未尽，移时复发，也可能是病证新愈，重感外邪，正邪交争，邪郁不解，发生烦闷。病还在表，仍然可以使用桂枝汤解表。

审度本证，烦闷之时，必并见发热、恶寒、头痛、脉浮诸证，方可使用桂枝汤解表。

烦与脉数并见，似属外邪化热入里，但细审病史，原证发汗邪解，并非误治；辨现症，病人虽脉数而仍浮，全身当无里热见证，是知证不在里，而仍在表，虽见烦闷，却非里热。

证之临床，一些风寒感冒的病人，常有恶寒、发热、烦闷不适等症状，脉象也比正常人略快一些，但证候却依然是太阳表证，仍然可以使用解表法治疗，脉浮数未必都是里热。

本证属于发汗后，太阳伤寒证已解，半天左右复现轻微表证，虽须再发汗，但因已发过汗，津气已经受到影响，肌腠疏松，阴液未济，再次用药就宜缓不宜峻，还是以桂枝汤解肌祛风、调和营卫、益阴和阳为妥。

【原文】

凡病，若发汗，若吐，若下，若亡血①，亡津液，阴阳自和者，必自愈。

【词解】

①亡血：损伤阴血。

【释义】

本条讲述阴阳自和病可自愈。

无论什么疾病，采用发汗，或用涌吐，或用泻下的方法治疗，而致阴血损伤、津液亏耗者，如果阴阳之气能够渐趋调和的，就可自然痊愈。

汗、吐、下均为祛邪大法，本为有余之病而设，但如果使用不当，或用之太过，则损伤人体的气、血、津、液。示人治病应当药证相符，使用得当。如果邪去正衰，则不一定再用药物治疗，可以通过静养休息的方法，发挥人体自身的调节功能，使人体阴阳达到新的平衡，其病即可自愈。阴阳的相对平衡是人体健康的重要保证，借助药物或其他治疗，其目的也无非是调和阴阳，所以重视人体的"阴阳自和"，有十分重要的意义。

【原文】

大下之后，复发汗，小便不利者，亡津液故也。勿治之，得小便利，必自愈。

【释义】

本条讲述汗下后伤津可自愈。

大下之后，又用发汗，以至小便不利，是损伤了津液的缘故。不可用利小便的方法治疗，等其津液自复，小便就可通利，病即自然而愈。

本条小便不利是因汗下之后津液损伤引起，是尿源不足，而非其他排尿机制障碍所致，病人体内津液恢复，小便自然通利。若不加辨证，误用渗利方药，则津液愈伤，小便更加短少。在病邪已去，津液损伤而小便不利的情况下，机体确有通过自身调节，恢复津液的可能，适当饮用热水或米粥等，会有利于阴液的恢复。

【原文】

下之后，复发汗，必振寒[1]，脉微细。所以然者，以内外俱虚故也。

【词解】

[1]振寒：即战栗恶寒。

【释义】

本条讲述下后复汗所致的表里俱虚。

攻下之后，已经损伤了机体的阳气和阴液，复用发汗，以攻其表，必然导致阳气阴液更伤，内外俱虚。由于全身阳虚，肌表失于温煦，故战栗而恶寒；由于阳虚已虚，无力鼓动血脉运行，阴也不足，脉道不能充盈，故脉微细。

综合分析，虽是先下后汗，阴阳俱伤，但从振寒脉微等脉症表现分析，显然阳虚更甚。

本条未出具体治法方药，尤在泾认为：当用甘温之剂，和之、养之，此说可供参考。治疗上应以扶阳为主，兼顾津液，轻者可用桂枝加附子汤，重者可用茯苓四逆汤。

【原文】

下之后，复发汗，昼日烦躁不得眠，夜而安静，不呕，不渴，无表证，脉沉微，身无大热者，干姜附子汤主之。

干姜附子汤方

干姜一两　附子一枚，生用，去皮，切八片

上二味，以水三升，煮取一升，去滓，顿服①。

【词解】

①顿服：指1剂药1次服完。

【释义】

本条讲述阳虚阴盛烦躁的证治。

攻下之后，已经损伤了机体的阳气和阴液，复用发汗，以攻其表，必然导致阳气阴液更伤，内外俱虚，已详于前条。其人昼日烦躁不得眠，是外有寒邪还是内有郁热？皆非也！张仲景在此明确指出：病人不呕、不渴、无表证。不呕是没有少阳证，不渴是没有阳明证，无表证是没有太阳证。三阳均被排除在外，剩下的就只能是阴证了。白天自然界阳气偏盛，天人相应，人体阳气尚能与阴寒相争，故其人"昼日烦躁不得眠"。夜间自然界阴气偏盛，天人相应，人体阳气虚衰，无力与阴寒相争，故其人"夜而安静"，实际是萎靡不振，即"少阴之为病，脉微细，但欲寐也"。"身无大热"，是其人有热，但却不是阳明大热，也非太阳、少阳之热，而是阳气虚衰，阴寒内盛，虚阳已无所依附，开始脱离命门，逐渐向上向外浮越，出现里真寒、外假热的证候。这种轻微发热，是虚阳浮越于外的征象，生死已命悬于一线之间，是垂危虚脱之败象。正因为还有身热，表明阳气尚未尽脱，仍有可救之机。在此危殆将至时刻，张仲景急忙以辛热纯阳的干姜和生附子，小剂直入，力图挽救其将脱之阳气，而无暇它顾矣。

【原文】

发汗后，身疼痛，脉沉迟者，桂枝加芍药生姜各一两人参三两新加汤主之。

桂枝加芍药生姜各一两人参三两新加汤方

桂枝三两，去皮　芍药四两　甘草二两，炙　人参三两　大枣十二枚，擘
生姜四两

上六味，以水一斗二升，煮取三升，去滓，温服一升。本云，桂枝汤，今加芍药、生姜、人参。

【释义】

本条讲述汗后营气损伤的证治。

太阳表证，经发汗之后，多数病人可以缓解而向愈。今病人身体仍疼痛，则有两种可能：一为病重药轻，表证未解；二为汗不如法，损伤正气。前者除身疼痛外，应以头痛、发热、恶寒、脉浮紧等为主症。现却以身疼痛作为主要临床表现，显是发汗太过，损伤营气，致使筋脉失养，一身疼痛。气营不足，脉道失于充盈，故脉沉迟。治疗仍以桂枝汤解表，又加重芍药、生姜的用量，以和营通阳，再加人参补气，以滋生营血，是表里兼顾之法。

【原文】

发汗后，不可更行^①桂枝汤，汗出而喘，无大热者，可与麻黄杏仁甘草石膏汤。

麻黄杏仁甘草石膏汤方

麻黄四两，去节　杏仁五十枚，去皮尖　甘草二两，炙　石膏半斤，碎，绵裹

上四味，以水七升，煮麻黄，减二升，去上沫，内诸药，煮取二升，去滓，温服一升，本云，黄耳杯^②。

【词解】

①更行：再用。行，施也，用也。

②黄耳柸：黄色鼎耳之饮食器皿。柸《千金翼》卷十作"杯"，162条原方后亦作杯。耳杯，为古代饮器，亦称羽觞，椭圆形，多为铜制，故名，实容一升。

【释义】

本条讲述邪热壅肺作喘的证治。

太阳病，发汗之后，疾病并未好转，并出现汗出而喘，是表证已罢，邪已化热，内传入里。热壅于肺，气逆不得宣降，故见喘息。里热蒸腾，逼迫津液外泄，故见汗出。汗出较多，即使里热很盛，体表的温度也不一定很热。"无大热"并非热证缓解，而是皮肤之热随汗外泄后，体表的温度略有下降，皮肤已经不再像未出汗时那样灼热烫手，但里热壅肺却非常严重。在这种情况下，就不可再使用桂枝汤，而应改用麻黄杏仁甘草石膏汤，以宣肺泄热。

麻黄杏仁甘草石膏汤中，麻黄以宣肺止咳平喘见长，无论寒喘、热喘均可应用，关键在于配伍得宜。本方麻黄与石膏同用，并且石膏用量倍于麻黄，以制麻黄温热之性，趋利避害，清宣肺热，止咳平喘。杏仁宣降肺气，协同麻黄止咳平喘。甘草调和诸药。

【原文】

发汗过多，其人叉手自冒心①，心下悸②，欲得按者，桂枝甘草汤主之。

桂枝甘草汤方

桂枝四两，去皮　甘草二两，炙

上二味，以水三升，煮取一升，去滓，顿服。

【词解】

①叉手自冒心：病人双手交叉覆盖于自己的心胸部位。叉手即两手交叉，冒即覆盖之意。

②心下悸：指心胸部位悸动不安。

【释义】

本条讲述心阳不足所致心悸的证治。

汗为心之液，由阳气蒸化津液而成，发汗过多，则阳气外泄。心脏失去阳气的温煦，则虚无所主，故心中悸动不安。里虚欲求外护，故其人叉手自冒心，以安心悸，是外有所护，则内有所恃。若据临床观察，此类病人亦可见胸满、气短、心前区憋闷不适等症。

本证的病机为心阳虚，治用桂枝甘草汤。方中桂枝辛甘，温通经脉，入心助阳，故能温补心阳；甘草甘温，补心以益血脉。二药相合，辛甘化阳，阳生阴长，化而奉心，心阳得复，心悸自愈。

【原文】

发汗后，其人脐下悸①者，欲作奔豚②，茯苓桂枝甘草大枣汤主之。

茯苓桂枝甘草大枣汤方

茯苓半斤　桂枝四两，去皮　甘草二两，炙　大枣十五枚，擘

上四味，以甘澜水③一斗，先煮茯苓，减二升，内诸药，煮取三升，去滓，温服一升，日三服。

作甘澜水法：取水二升，置大盆内，以杓扬之，水上有珠子五六千颗相逐，取用之。

【词解】

①脐下悸：脐下有跳动感。

②奔豚（tún）：以猪的奔跑状态来形容病人自觉有气从少腹上冲心胸、咽喉之证，该证时发时止，发作时痛苦异常。《金匮要略》记载"奔豚病，从少腹起，上冲咽喉，发作欲死。"豚，小猪，也泛指猪。

③甘澜水：用勺扬过数遍之水，又名劳水。

【释义】

本条讲述阳虚欲作奔豚的证治。

过汗伤阳，心阳虚不能制摄于上，下焦寒水之气有上冲之势，其主症

为脐下悸动，治宜温养心阳，化气行水，治用茯苓桂枝甘草大枣汤。

重用茯苓半斤，先煮，取其量大直达下焦以行水。用桂枝甘草汤辛甘发散为阳，以充实上焦阳气。再用大枣配桂枝、甘草，以充实上中焦营气。上中焦营卫充实，心脾阳气恢复，则能下达以温肾水。肾水得阳气之温，则阴邪平而悸动止。以甘澜水煎，取其不助水邪。本方还有培土制水之功，土强自可制水，阳健则能御邪，欲作奔豚之病当可自消。

【原文】

发汗后，腹胀满者，厚朴生姜半夏甘草人参汤主之。

厚朴生姜半夏人参汤方

厚朴半斤，炙，去皮　**生姜**半斤，切　**半夏**半升，洗　**甘草**二两　**人参**一两

上五味，以水一斗，煮取三升，去滓，温服一升，日三服。

【释义】

本条讲述脾虚气滞腹胀的证治。

脾气素虚，一经发汗，则致阳气外泄，脾虚更显，运行失职，湿邪内阻，气滞于中，故腹满。治宜健脾除湿，宽中消满，用厚朴生姜半夏甘草人参汤。

方中厚朴苦温善消腹胀，生姜辛开理气，半夏开结燥湿，人参、甘草健脾培土以助运化。全方补而不腻，消而无伤，为消补兼施之剂。原方用药比例，朴、姜、夏之量大于参、草，为消大于补，又含治标宜急、治本宜缓之义。

腹胀满一症有虚实寒热之异，可因失治或误治而产生。其实者，多见于阳明腑实证，为燥实内结证，其腹满特征为腹满持续不减，按之不濡，多伴有大便燥结、腹痛、苔厚脉实等特征，宜用承气辈泻热通腑。其虚者，多见于太阴寒湿证，其腹满特征为腹满时减，喜温喜按，按之濡软，多伴有下利、口淡不渴、苔白舌淡等征象，宜用四逆辈温中散寒。本条所论病证以腹胀满一症最为主要，他症不甚突出，其腹满特征为腹满时减，减而不显，少时复作，喜温而不喜按，在病机上以脾虚失运为本，湿阻气滞为标，虚实夹杂。治宜攻补兼施，用厚朴生姜半夏甘草人参汤。

【原文】

伤寒，若吐、若下后，心下逆满①，气上冲胸②，起则头眩③，脉沉紧。发汗则动经，身为振振摇者。茯苓桂枝白术甘草汤主之。

茯苓桂枝白术甘草汤方

茯苓四两　桂枝三两，去皮　白术　甘草各二两，炙

上四味，以水六升，煮取三升，去滓，分温三服。

【词解】

①心下逆满：指胃脘部因气上逆而感觉胀满。

②气上冲胸：即上逆之气有向胸膈顶冲的感觉。

③起则头眩：指起坐站立变换体位就头晕目眩，或本有头晕目眩在起坐站立时加重。

【释义】

本条讲述心脾阳气不足，水气上逆的证治。

病在太阳当汗，反用吐下，损伤脾胃之阳。中阳受损，水津不化，饮停中焦，气机逆乱，症见心下胀满，时觉有气向胸胁冲撞。头为诸阳之会，精明之府，水饮阻滞于中，浊阴上逆，起坐站立更助冲逆之势，清阳更难达于头部，故尤觉头晕目眩。脉沉紧说明病在里而不在表，是寒饮停于内的征兆。由此可见，水饮既是一种病理性产物，又是一种致病因素。由于脾阳不振、水饮停蓄是本证的关键，故治当温阳健脾，化饮利水，方用苓桂术甘汤。本方仍是桂枝甘草汤加味，用桂枝甘草辛甘化阳，充实胸中阳气。水气逆乱，用茯苓健脾利水，白术健脾化湿，与桂枝同用，即是"病痰饮者，当以温药和之"。

由于本病是中阳虚弱，故不能使用发汗的治法，否则汗多伤阳，经脉失于温煦，肢体就会出现震颤动摇，甚则不能自主。此与原文"太阳病，下之后，其气上冲者，可与桂枝汤"的病机不同，彼属表证未解，下焦寒水之气上泛，而此则为中阳虚衰，水饮内停。二者不可混同。

本条是倒装文法，"茯苓桂枝白术甘草汤主之"应接在"脉沉紧"句下，其义方通。

饮邪为病，多基于阳气亏虚。阳虚寒凝，则水饮不化。故治疗饮病，首先温阳祛寒。饮邪为病，与脾失健运有关，湿邪不化，水无以制，聚而成饮，所以治疗饮病，还应健脾助运。水饮内停，常存在气化不利，而寒邪凝滞又加重气化不利，因而治疗寒饮内停必须温阳化气。水饮得化后还应有所出路，治疗上当淡渗利水，以畅其道。苓桂术甘汤具备了上述温、运、化、利的功效，所以苓桂术甘汤是治疗寒饮内停的代表方。

【原文】

发汗，病不解，反恶寒者，虚故也，芍药甘草附子汤主之。

芍药甘草附子汤方

芍药　甘草各三两，炙　附子一枚，炮，去皮，破八片

上三味，以水五升，煮取一升五合，去滓，分温三服。疑非仲景方。

【释义】

本条论汗后阴阳两虚的证治。

联系上条内容，可知病人同属于正虚之体，文中虽未言起于何病，但从治以汗法来看，可能原是太阳表证。既为表证，当有恶寒之证，然汗后表解，恶寒应罢。今汗后恶寒反而加重，且不见发热，可知恶寒并非表不解，而是表证虽解，但正虚更甚，"反恶寒者，虚故也"一语，就是对正虚病机变化的概括。本条述证简单，以方测证，可知这里的"虚"是指汗后伤阴伤阳，导致阴阳两虚。阳虚不能温煦肌表，故恶寒反剧；阴虚不足以濡润筋脉，可能会有肢痉挛急之变。表证已去而转为里虚，阳气衰弱则鼓动脉搏无力，阴液不足则脉道失于充盈。阴阳两虚，故脉不应浮而当见沉迟细弱之象。治以芍药甘草附子汤，扶阳益阴，而达到阴阳两顾。

本方芍药味酸微苦以滋营阴，甘草甘温和中缓急，二药相伍，是酸甘合化，以益阴养营。附子辛热扶阳实卫，与甘草同用，更有辛甘化阳之功。三药合之，共奏阴阳双补之效。

【原文】

发汗，若下之，病仍不解，烦躁者，茯苓四逆汤主之。

茯苓四逆汤方

茯苓四两　人参一两　附子一枚，生用，去皮，破八片　甘草二两，炙
干姜一两半

上五味，以水五升，煮取三升，去滓，温服七合，日二服。

【释义】

本条讲述阴阳两虚烦躁证治。

若病家本有正虚，复感外邪，当表里兼顾，谨慎用药。如仅以太阳

病论治，则汗不得法而伤阴伤阳。又误用下法，造成阴阳两伤更甚。汗下后"病仍不解"，是指病情有新的变化，非指太阳表证不解。太阳与少阴为表里，误治太阳，极易损伤少阴。少阴为水火之脏，阴阳之根。少阴之阴阳两伤，水火失济，故见烦躁不宁。证以少阴阳虚为主，所以还应伴见恶寒、下利、厥逆、舌质淡、苔白滑、脉微细等。治当扶阳兼以救阴，用茯苓四逆汤。

本方由茯苓、人参、干姜、附子、甘草组成。干姜、附子回阳救逆；茯苓、人参益气生津，安精神，定魂魄，止惊悸；干姜、附子与人参配伍，回阳之中有益阴之效，益阴之中有助阳之功；甘草益气和中，且能调和诸药。

本证与干姜附子汤证同为太阳病变证，又均见烦躁一症，所用的治疗方剂，皆由四逆汤加味或减味而成，临证时须认真区别。干姜附子汤证，为阳虚阴盛，症见昼日烦躁不得眠、夜而安静、身无大热、不呕、不渴，无表证，脉沉微，治当急救回阳，仅用干姜、附子，单捷小剂而顿服，功专救阳。茯苓四逆汤证的病机为阴阳两虚，以阳虚为主，证候是四肢厥逆烦躁、恶寒下利、脉微欲绝、舌质淡、苔白滑等，为阳虚阴损，烦躁不分昼夜，治当回阳益阴，故用四逆汤加茯苓、人参，复方大剂而分服，双救阴阳。

【原文】

发汗后，恶寒者，虚故也。不恶寒，但热者，实也。当和胃气，与调胃承气汤。

调胃承气汤方

芒硝半升　甘草二两，炙　大黄四两，去皮，清酒洗

上三味，以水三升，煮取一升，去滓，内芒硝，更煮两沸，顿服。

【释义】

本条讲述汗后虚实不同的证治比较。

发汗本为太阳表证的正治法，但若汗不如法，可以伤阴，亦可伤阳，其变证每因体质的差异而有不同。本条列举阳虚与阳盛之人，来说明疾病的不同转归。如阳虚之体，发汗过多，易损阳气，则病从寒化而转为虚寒证，其症见恶寒，治疗当以扶阳为主；若阳盛之体，发汗过多则易伤津化燥，热并胃腑，燥热成实，当见不恶寒，反恶热，谵语，不大便等症，可与调胃承气汤泻热和胃。临证辨别疾病的转归，辨别病性的阴阳，必须以客观脉症为依据。

不恶寒，但热者，用调胃承气汤治疗，仅是举例而言。栀子豉汤、白虎汤，以及大小承气汤等都是治疗"不恶寒，但热"的方剂，临床应用，还必须辨证施治。

调胃承气汤的方药分析见后阳明病篇。

【原文】

太阳病，发汗后，大汗出，胃中干，烦躁不得眠，欲得饮水者，少少与饮之，令胃气和则愈。若脉浮，小便不利，微热消渴①者，五苓散主之。

五苓散方

猪苓十八铢，去皮　泽泻一两六铢　白术十八铢　茯苓十八铢　桂枝半两，去皮

上五味，捣为散，以白饮②和服方寸匕③，日三服，多饮暖水，汗出愈。如法将息。

【词解】

①消渴：形容口渴之甚，饮不解渴，此处是症状，不是病名。

②白饮：即米汤。

③方寸匕：古代量取药末的器皿。其形如刀匕，容量为一方寸正方，量药时以满而不溢出（滚下）为度。

【释义】

本条讲述汗后津伤胃燥与蓄水的证治。

太阳病，若汗不如法，或发汗太过，可出现两种不同的机转：

第一种情况是：太阳病发汗后，外邪虽解，但因汗出太多，损伤津液，致使胃中津液亏乏。阴虚则阳盛，津亏则气燥，阳盛气燥，阴阳不和，则心神不宁而烦躁不得眠。过汗后，胃中阴液一时性不足，而欲饮水自救。因为病势不重，故可采取饮食调理的办法。当病人想喝水时，让其少量多次饮用，使胃中津液得以补充，胃燥得润，则可不治而愈。因病人胃气尚弱，饮不可过多，多饮则易造成停水之患。

第二种情况是：发汗后，非但表邪未解，且太阳之邪循经入腑，影响膀胱的气化功能，使邪与水结于下焦，也可形成太阳蓄水证。由于表邪未

解，故可见脉浮、身微热、恶寒等症；由于水蓄下焦，膀胱气化不利，津液不能如常输布，水停于下而津乏于上，故可见小便不利、口渴而欲饮水。治宜化气行水，兼以解表，用五苓散。

方中猪苓、茯苓甘淡，主利水道，能化决渎之气，是利水除湿之要药；泽泻甘寒，利水渗湿泄热，最善泄水道，专能通行小便，透达三焦蓄热停水，利水之力颇强；白术甘温，补脾燥湿，助脾气以转输，使水津四布；桂枝辛温通阳，化气行水，又可外散表邪。五药相合，为化气行水之剂。此外，服药后"白饮和服"，乃有桂枝汤啜粥之义；"多饮暖水"以行药力，助汗以行津，使水津四布，上滋心肺，外达皮毛，溱溱汗出，表里之邪得解，故曰"汗出愈"。

【原文】

发汗已，脉浮数，烦渴者，五苓散主之。

【释义】

本条补述蓄水证脉证。

此条承上条叙述发汗后，表不解，水饮内蓄之证。脉见浮数，为表邪未尽之象。烦渴乃口渴之甚，因汗后表邪随经入里，膀胱气化失职，下焦蓄水，津液不能上承所致。证属蓄水，应有小便不利等症，治宜解表利水，用五苓散。

上条言脉浮，本条言脉浮数，都揭示表证未解；上条谓消渴，本条谓烦渴，都揭示水蓄下焦，津液不能上承，两者病机基本相同，故都用五苓散利水解表，前后可以互参互证。

【原文】

伤寒，汗出而渴者，五苓散主之；不渴者，茯苓甘草汤主之。

茯苓甘草汤方

茯苓二两　桂枝二两，去皮　甘草一两，炙　生姜三两，切

上四味，以水四升，煮取二升，去滓，分温三服。

【释义】

本条讲述水饮内停的辨证治疗。

伤寒汗出之后，口渴的，应当用五苓散治疗；不渴的，用茯苓甘草汤治疗。

同是伤寒汗出之后，以口渴与否为审证要点，一用五苓散治疗，一用茯苓甘草汤治疗。五苓散证是膀胱气化不利，水饮内停，水津不布，除口渴外，还有小便不利等症。茯苓甘草汤证叙述简略，结合"小便利者，以饮水多，必心下悸，小便少者，必苦里急也"以及"伤寒厥而心下悸，宜先治水，当服茯苓甘草汤"，可以确认，茯苓甘草汤证除口渴外，应见心下悸而小便利，是伤寒发汗，汗不得法，损伤胃阳，水饮停聚于胃所致。

茯苓甘草汤由茯苓、桂枝、生姜、甘草四味药组成。方中重用生姜温胃散水，茯苓渗湿利水，桂枝温阳化气利水，甘草益气和中，合为温胃散饮、化气利水之剂。

【原文】

中风发热，六七日不解而烦，有表里证，渴欲饮水，水入则吐者，名曰水逆①，五苓散主之。

【词解】

①水逆：因里有蓄水，以致饮水不能受纳，饮入即吐。

【释义】

本条讲述太阳水逆证治。

太阳中风，发热恶寒，已持续六七日，不但表证未解，反而增加心烦。邪气随经入里，扰乱气机，三焦水道不通，膀胱蓄水，经腑俱病，故有表

里证。表证指太阳表证发热恶寒，里证指太阳膀胱蓄水。既有太阳表证，又有膀胱腑证。因水蓄于下，气化不利，津液不能如常输布，口中乏津，故渴欲饮水。胃失和降，所饮之水，拒不受纳，则逆而上行，故水入则吐，口渴不解，吐后再饮，再饮再吐，名曰水逆。此属蓄水重证，治疗上仍需化气行水，兼以解表，故仍用五苓散。

本条和前面条文都是讨论蓄水证，虽表现不同，但内容相符，病机一致，故都用五苓散化气利水。

本证的辨证要点是"烦，有表里证，渴欲饮水，水入则吐"。

【原文】

未持脉①时，病人手叉自冒心，师因教试令咳，而不咳者，此必两耳聋无闻也。所以然者，以重发汗，虚，故如此。发汗后，饮水多必喘，以水灌②之亦喘。

【词解】

①持脉：即诊脉。
②灌：洗也，即以水洗浴。

【释义】

本条讲述重发汗而致心肾阳虚的证候。

临诊见到病人手叉自冒心，是因为里虚心慌，跳动不安，病人当有心悸。实者拒按，虚者喜按。此心悸由正虚所致，因里不足而求助于外，故病人双手交叉，扪护于前胸，如此可使悸动稍有减轻，这是虚证心悸的主要特征之一。发汗过多，既可损伤心液，又能损伤心阳。心肾同为少阴，互相影响，故心虚亦可能下累及肾，引起肾阳不足。肾开窍于耳，故肾阳虚可见耳聋失聪。耳聋可通过观察病人对声音的反应以测试，如医生令病人咳嗽，病人罔闻，证明听力丧失。究其病因，心悸、耳聋皆由重发汗损伤心肾阳气所致，提示虚人不可过汗。

汗为阳气蒸化津液而成，发汗过多会导致伤阴损阳。津液受伤必然感到口渴，欲饮水自救者，应当少少与饮之，令胃气和则愈。若恣意多饮，则致水饮停聚为患，因汗后阳虚，无力行水。水饮上逆于肺，因而致喘。汗后肌腠空虚，必须善为调摄，若贸然洗浴，水寒之气易使毛窍闭塞，导致肺气不宣，因而致喘。

以上列举了汗后致喘的两种原因，说明形寒饮冷可以伤肺。并提示人们，在疾病，特别是大病的治疗过程中，注意病后调摄是相当重要的。

【原文】

发汗后，水药不得入口为逆。若更发汗，必吐下不止。发汗吐下后，虚烦①不得眠。若剧者，必反复颠倒，心中懊憹②，栀子豉汤主之。若少气者，栀子甘草豉汤主之。若呕者，栀子生姜豉汤主之。

栀子豉汤方

栀子十四个，擘　香豉四合，绵裹

上二味，以水四升，先煮栀子，得二升半，内豉，煮取一升半，去滓，分二服，温进一服。得吐者，止后服。

栀子甘草豉汤方

栀子十四个，擘　甘草二两，炙　香豉四合，绵裹

上三味，以水四升，先煮栀子、甘草。取二升半，内豉，煮取一升半，去滓，分二服，温进一服。得吐者，止后服。

栀子生姜豉汤方

栀子十四个，擘　生姜五两　香豉四合，绵裹

上三味，以水四升，先煮栀子、生姜，取二升半，内豉，煮取一升半，去滓，分二服，温进一服。得吐者，止后服。

【词解】

①虚烦：因无形之热所致之烦。虚，非有形之实邪结滞，是相对概念。
②懊憹：指心中烦郁闷乱，莫可名状。

【释义】

本条讲述汗后吐下不止以及热扰胸膈的证治。

发汗后，水药入口，即见呕吐，是发汗不当，使胃气受损所致。胃气

虚弱，不能化饮，水药入口，停聚于胃，引动气逆，故而呕吐。胃气不降见呕，饮渍于肠则利。若再发其汗，则必胃阳更虚，水饮内停进一步加重，从而带来"吐下不止"的后果。

　　汗吐下后，表邪内陷，若与有形之物如宿食、痰水等相互抟结而烦者，是为实烦，但此虽因热邪内陷，却并未与有形之物相结，只是无形之热扰动胸膈，火郁而不伸作烦，故称为"虚烦"。其轻者，心烦"不得眠"；重者，"必反复颠倒，心中懊憹"。懊憹是心中特别难受，烦郁闷乱，莫可名状，足见其痛苦已非一般了。火郁当清之、发之，故用栀子豉汤清宣郁热，以除虚烦。

　　栀子豉汤由栀子、豆豉二药组成。栀子苦寒，可导火热下行，清泄邪热。豆豉轻清宣透，具解表宣散之功，与栀子配伍，则清中有宣，宣中有降，可除火郁虚烦之证。使用本方，需先煮栀子，后纳豆豉，才能发挥其清宣郁热的治疗作用。火热郁于胸膈，若药后热郁得伸，则有呕吐的可能，并且邪随吐解，但栀子豉汤并非"吐剂"。

　　若兼见病人自觉气息不足，是吐下后伤及正气，就应加入甘草以益气，即栀子甘草豉汤治之。若见呕吐，是胃气不和而上逆，当加入生姜以和胃降逆止呕，即栀子生姜豉汤治之。

【原文】

　　发汗，若下之，而烦热胸中窒①**者，栀子豉汤主之。**

【词解】

　　①胸中窒：胸中憋闷不适。

【释义】

　　本条讲述郁热所致胸中窒的证治。

　　发汗、攻下后可出现烦热、胸中窒的症状。烦热是指心烦而身热，或是指因热而烦，其烦较甚之意，显示火郁的程度较上条为重。胸中窒是指胸中有堵塞憋闷之感，是热邪留扰胸膈、胸肺之气运行不畅所致。本证是在上条所述心烦不得眠的基础上产生的，其证较上条为重。仅见窒塞，并无疼痛，说明火热之郁仅在气分而未及血分。本条虽较上条之程度为重，但其病机仍为无形热邪留扰胸膈，故仍治以栀子豉汤清宣郁热，是治病求本之法。因热郁得宣，则气机自然畅达，其症就会消失。

【原文】

伤寒，五六日，大下之后，身热不去，心中结痛者，未欲解也，栀子豉汤主之。

【释义】

本条讲述热郁影响血分而见心中结痛的证治。

伤寒五六日，大下之后，身热不去，是表邪入里化热，郁于胸膈，必见心烦懊憹等症。热邪郁于胸膈，即可能影响气机，引起胸中窒塞的症状；也可能由气及血，导致血行不畅，引起心中结痛等症状。身热不去说明邪气稽留于表。此证由气及血，较之上条烦热胸中窒，其病更深一层。从病机上看，胸膈郁热仍为基本病机，故仍用栀子豉汤清宣郁热。郁热宣散则气机畅达，气机畅达则血脉流利，其痛自除。方中豆豉性味辛散，有解表之功，可解散在表的稽留之邪；栀子尚可通利血脉，正可以除心中结痛之症。

【原文】

伤寒，下后，心烦腹满，卧起不安者，栀子厚朴汤主之。

栀子厚朴汤方

栀子十四个，擘　**厚朴**四两，炙，去皮　**枳实**四枚，水浸，炙令黄

上三味，以水三升半，煮取一升半，去滓，分二服，温进一服。得吐者，止后服。

【释义】

本条讲述热郁胸膈、心烦腹满的证治。

伤寒下后，余热未尽，邪热留扰胸膈，故心烦。热壅气滞于腹，故腹满。胸腹气机壅滞，则卧起不安。病机为热扰胸膈，腑气壅滞，治以栀子厚朴汤，清热除烦，宽中除满。本证心烦、腹满非有形实邪阻滞，虽为胀满，但多按之濡软不痛，此与有形实邪阻滞所致的腹满硬痛而拒按不同，应作鉴别。

方中栀子苦寒，清解郁热；厚朴苦温，宽中行气；枳实苦寒，破结消痞。本方即栀子豉汤去豆豉加厚朴、枳实而成，因病变已波及脘腹，非栀

子豉证局限于胸膈，故不用豆豉之宣透，而加入厚朴、枳实，以行气除满。

【原文】

伤寒，医以丸药大下之，身热不去，微烦者，栀子干姜汤主之。

栀子干姜汤方

栀子十四个，擘 干姜二两

上二味，以水三升半，煮取一升半，去滓，分二服，温进一服。得吐者，止后服。

【释义】

本条讲述热郁胸膈兼中寒下利的证治。

伤寒误用丸药大下，损伤脾胃，致中焦虚寒。同时下后外邪乘机内陷，留扰胸膈，形成上焦有热与中焦有寒之证。上焦热郁则身热不去，微烦。言"微烦"者，指比上述之心烦不得眠，或心中懊憹，反复颠倒之证略轻而已。至于中焦有寒之证虽未明言，但可从大下之后，脾胃受损，方用干姜以温中散寒来认识，似可推测本证或有食少便溏、腹满腹痛等症。

本证病机，上热中寒。治当清上热、温中寒，用栀子干姜汤。方中栀子清上焦邪热以除心烦，干姜温中散寒以止下利，寒温并用，相反而相成。

脾胃虚弱、感受外邪，热扰胸膈者，亦可用本方治疗，不必拘泥是否误下。

本证与黄连汤证同具上下寒热错杂之病机，相比之下，彼以腹痛、欲呕吐为主，本证以烦热下利为主。

【原文】

凡用栀子汤，病人旧微溏①者，不可与服之。

【词解】

①旧微溏：平素大便略微溏薄。

【释义】

本条讲述栀子汤的使用禁忌。

凡是使用前述含有栀子的方药，都不能给予平素脾虚便溏的人。"旧微溏"是宿疾，脾虚易生湿，"湿胜则濡泄"。素日脾气虚、脾阳虚或脾肾阳虚之人，大便经常溏泄，即使有火邪郁于胸膈的虚烦证，也应慎用栀子诸汤。因为栀子苦寒质润，走而不守，不同于苦寒燥湿的黄连、黄芩，不但不能燥湿，反易滑泄大肠，易伤脾肾阳气而使便溏更甚。

若非用栀子不可时，应当减少用量，或仿上条栀子干姜汤寒热并用之法，酌加温补脾肾的药物。热郁胸膈、中虚下利之用栀子干姜汤，属权宜之法。

【原文】

太阳病发汗，汗出不解，其人仍发热，心下悸，头眩，身𥆧动，振振欲擗地①者，真武汤主之。

真武汤方

茯苓　芍药　生姜各三两，切　白术二两　附子一枚，炮，去皮，破八片

上五味，以水八升，煮取三升，去滓，温服七合，日三服。

【词解】

①振振欲擗地：身体震颤，站立不稳，欲仆于地。

【释义】

本条讲述太阳病过汗伤阳而致肾虚水泛的证治。

太阳病发汗后，其人仍发热，显示太阳表证未罢，但变证已经出现，如"心下悸，头眩，身𥆧动，振振欲擗地"等。产生这些变证的病机是过汗伤阳而致肾虚水泛。阳虚水泛，水气凌心则心悸，清阳不能上升则眩，眩与悸同时出现便应该考虑阳虚水泛的可能。水气

泛滥，阳气不得展布，清阳不能实四肢；水气泛滥，侵犯四肢经脉，因而出现身𥆧动，严重者振振欲擗地。本证即使没有全身水肿，但已属于阳虚水泛证，宜用真武汤治疗。

本证可以理解为阳虚水泛证的早期，既有阳虚水泛，又有太阳发热未罢，属于表里同病。病因是汗不如法，发汗太过，或是误发虚人之汗，使阳气受伤。虽然有表证发热未罢，但不用解表法治疗，而用真武汤温阳

利水，因为本证脾肾阳虚，水气泛滥，里证较急较重，必须先治。表证发热为次要见证，此时解表，徒伤正气，不利于阳虚。

对于"发热"一症，历来注家见解不一，有的认为是表邪未解，有的认为是"虚阳外浮"，当以前者为是。表邪未解，用真武汤属先里后表之法。若为"虚阳外浮"，真武汤难以胜任。

真武汤是温阳利水的代表方。方中炮附子温肾阳，化水气；茯苓、白术健脾运，利水气；生姜温胃阳，散水气；芍药，《神农本草经》谓其有"止痛，利小便"之功。

真武汤，又名玄武汤。玄武意指传说中的玄武大帝，是坐镇北方的水神，能制水而镇摄水邪。因本方具有扶阳镇水之功，故以其命名。

【原文】

咽喉干燥者，不可发汗。

【释义】

本条讲述咽喉干燥禁汗。

咽喉是三阴经脉循行之处，有赖阴津的滋养。咽喉干燥，提示阴津虚少，不能上承。平素阴虚咽喉干燥者，若患风寒表证，不可单用汗法治疗。因阴津亏损，则汗源不足，强发其汗，不但表证不解，而且阴津更伤。如必欲发汗解表，则以滋阴解表为妥，后世《通俗伤寒论》的加减葳蕤汤之类方药可选。若表证汗后咽喉干燥者，多属于化热入里之先兆，就更不可再用辛温发汗的方药来治疗了，宜参考少阳、阳明病篇，进一步辨证论治。

【原文】

淋家①，不可发汗，发汗必便血②。

【词解】

①淋家：久患小便淋沥与尿道疼痛的人。
②便血：此处指小便出血。

【释义】

本条讲述淋家禁汗。

素患淋证之人，大多肾阴亏虚而膀胱蕴热。阴虚有热之人感受外邪，不宜径用汗法。汗法，尤其是辛温发汗，既助热又伤阴，所以如果强发其汗，必然肾阴更虚，膀胱之热愈炽。邪热灼伤血络，就会发生尿血之变证。

【原文】

疮家①，虽身疼痛，不可发汗，汗出则痉。

【词解】

①疮家：久患疮疡的人。

【释义】

本条讲述疮疡禁汗。

久患疮疡的人，长期流脓淌血，致气虚血少，不宜使用辛温发汗之法。虽复感外邪而身体疼痛，也不可径用辛温发汗。若强发汗，则气血更加亏虚，筋脉失却濡养，就会发生强直拘紧，甚则抽搐等病症。

【原文】

衄家①，不可发汗，汗出必额上陷脉②急紧，直视不能眴③，不得眠。

【词解】

①衄家：经常有鼻腔或牙龈出血的人。
②额上陷脉：额部两旁凹陷处的动脉，在两侧太阳穴处。
③眴（shùn）：眼球转动。

【释义】

本条讲述衄家禁汗。

经常有鼻腔或牙龈出血的人，由于频繁出血，阴血必定亏虚，虽有外感之证，亦不可用辛温发汗。血汗同源，若强发其汗则更伤阴血。血虚，筋失所养则拘紧，见额上两旁的动脉搏动紧急，即"额上陷脉急紧"；阴血亏虚，目睛失却血液的濡养，则呆滞而直视，转动不灵活。血虚心神失养，或内热上扰心神，则不得眠。

"伤寒脉浮紧，不发汗，因致衄者，麻黄汤主之"之衄血是因风寒束表，阳郁太甚，络脉受损所致，血量较少，且其衄后风寒表实之证仍在，所以用麻黄汤辛温发汗，开闭解郁。本条之衄血，时间长而量多，阴血虚少，并且衄之成因，亦非新感风寒郁闭，所以不能用辛温发汗方药治疗。

【原文】

亡血家①，不可发汗，发汗则寒栗而振。

【词解】

①亡血家：经常反复出血的病人。"亡"，此处作丢失解，非灭亡之义。

【释义】

本条讲述亡血家禁汗。

失血有吐血、咯血、衄血、便血、尿血以及崩漏等多种形式。气为血之帅，血为气之守，气血相互依存。经常失血的病人，不仅阴血损伤，阳气亦不充沛，即使患有外感表证，也不可用发汗方法。如果误用汗法，不但阴血更伤，而且阳气也必更伤。阴血伤则无以营养筋脉，阳气伤则无以卫外固表，因而发生寒栗振战的变证。

【原文】

汗家①，重发汗，必恍惚心乱②，小便已阴疼③，与禹余粮丸④。

【词解】

①汗家：平素出汗过多的人。

②恍惚心乱：神迷意惑，慌乱不宁。

③小便已阴疼：小便之后，尿道疼痛。

④禹余粮丸：本方阙。

【释义】

本条讲述汗家禁汗。

汗家，是平素经常自汗出的人。久汗则阳虚不固，阴血亦伤，因而阴阳俱虚，所以虽有外感表证，也应慎用发汗。若多次使用或过分使用发汗治法，必致心阴心阳更伤。心神失养，则会神思恍惚，心中慌乱无主；津液亏乏，尿道失滋，则"小便已阴疼"。

本条与以上数条不同，不仅有误汗变证，而且载有救误的方剂。可惜只提出了禹余粮丸的方名，却没有具体药物，因而又留下了缺憾。从禹余粮的性味功能，可推测其主治的大概。禹余粮甘淡性寒，有敛阴止汗、重镇固涩的作用。汗止神安，则恍惚心乱可愈；表固液复，则尿后阴疼自止。由此可见，方剂虽缺，规矩已备，临床上随证化裁，自能收到预期的功效。

【原文】

病人有寒，复发汗，胃中冷，必吐蚘[①]。

【词解】

①蚘：蛔虫。"蚘"是"蛔"的古字。

【释义】

本条讲述内有虚寒者禁汗。

病人有寒，是指原来就有脾胃虚寒。本为脏气虚寒，复感外邪，法当温中为主，兼解表邪，切不可强发其汗。若复发汗，必损伤脾胃之阳，阳虚阴盛，必然导致"胃中冷"加甚，若胃寒气逆，则见呕吐。古代卫生条件低下，常有肠道寄生虫病，蛔虫易见，因脏寒而扰动，可能导致吐蛔。

【原文】

本发汗，而复下之，此为逆也。若先发汗，治不为逆。本先下之，而反汗之，为逆。若先下之，治不为逆。

【释义】

本条讲述表里同病，先后治疗的顺逆。

表证当用汗法，使邪从汗解。若表里同病，则应根据表、里证的轻重缓急，决定先治表后治里，或先治里后治表，或表里同治。"本发汗"指病有表里证存在，本当发汗，若发汗后表不解，可以再汗。"复下之"，指表不解而改用下法，这是治疗上的错误。"本先下之"，是指表里同病，里病已急，当先用下法。若"反汗之"，亦是错误的治疗方法，张仲景在此反复告诫医者，一定要掌握好汗下先后的顺序，否则，将变证丛生。

在一般情况下，外感病多是由表入里，里证多由表邪内传所致，这是六经病发生发展的一般规律趋势。这种表里同病，应该先解表，后治里，属于常法。然而也有变法，本条后半段就是里证危急时，表证虽未解，应以治里为先，而且由于表证已轻，往往里和之后，表邪即能自解。表里同病，汗下有序的原则，在《伤寒论》中，具体运用的实例很多。如"太阳与阳明合病，喘而胸满者，不可下，宜麻黄汤"，就属于"先发汗，治不为逆"一类，"太阳病六七日，表证仍在，脉微而沉，反不结胸，其人发狂者，以热在下焦，少腹当硬满，小便自利者，下血乃愈"，用抵当汤，则属于"先下之，治不为逆"一类，究竟什么情况下先表后里，什么情况下先里后表，治里之法是温中、补虚，还是清热、攻下，均须视具体病情而定。

【原文】

伤寒，医下之，续得下利清谷①不止，身疼痛者，急当救里。后身疼痛，清便自调者，急当救表。救里宜四逆汤，救表宜桂枝汤。

【词解】

①下利清谷：泻下不消化的食物。

【释义】

本条对先里后表治则进行举例。

表里同病，里虚为甚时，宜先里后表。太阳伤寒，误用下法，导致表邪内陷。如果病人素体肾阳不足，外邪内陷，则易形成少阴阳虚、阴寒内盛之变证。其临床表现主要为下利不止，夹杂不消化食物。在此状态下，即使表邪未尽，仍有身体疼痛等表证，也不可按常规方法先解表后救里，而应当速用四逆汤急救回阳，否则便有阳亡阴脱之变。若服四逆汤后，脾肾之阳恢复，腹泻停止，而身体疼痛等表证仍在者，可转方用解肌祛风、调和营卫的桂枝汤治其表证。

救里宜急，是因为误治，里气大虚，如不立即止利，阳气阴液将进一步耗竭。此时虽有表证，亦不可强行解表，汗则亡阳。在里阳恢复之后，为何还要"急救其表"呢？这是因为少阴阳气初复，如不及时解表，恐邪气再次内陷。因为正气已经虚弱，即使解表也不可使用麻黄汤峻汗，只宜桂枝汤调和营卫、解肌祛风。

表里同病，里证属虚者，应按本条所论，先治其里，后治其表。若表里同病，里证属虚而较轻者，也可采用表里同治之法，如桂枝人参汤、桂枝新加汤、麻黄细辛附子汤、麻黄附子甘草汤等，皆属此类。

【原文】

病发热头痛，脉反沉，若不差，身体疼痛，当救其里，宜四逆汤。
四逆汤方
甘草二两，炙　干姜一两半　附子一枚，生用，去皮，破八片

上三味，以水三升，煮取一升二合，去滓，分温再服。强人可大附子一枚，干姜三两。

【释义】

本条对表里同病时先温其里进行举例。

太阳病虽发热头痛，但脉不浮反沉，反映里阳已虚，当以救里为急，此处"脉反沉"是鉴别要点。

"病发热头痛"属表证，若是典型的太阳病，其脉当浮；而本证脉反沉，不当沉而沉故曰"反"。若头痛、发热、脉沉持续存在，且"身体疼痛"症状更加突出，则是表证未解而里虚寒殊甚，治当急温其里，方宜四逆汤。文曰"若不差，身体疼痛"乃是强调身体疼痛更加严重。本句在《金匮玉函经》和《千金翼方》中作"若不差，身体更疼痛"，多了一个"更"字，说明"身体疼痛"这个症状始终存在，并逐渐加重，是阴寒内盛，说明少阴虚寒较甚，所以舍表救里，以四逆汤温经回阳。

【原文】

太阳病，先下而不愈，因复发汗，以此表里俱虚。其人因致冒[①]，冒家汗出自愈。所以然者，汗出表和故也。里未和，然后复下之。

【词解】

①冒：形容头目如物冒覆，蒙蔽不清。

【释义】

本条讲述汗下失序致冒的辨治。

太阳病，本当发汗解表，反而先用泻下，是属误治，不但病证不愈，还会耗伤正气。此时再次发汗，是发虚人之汗，徒伤正气。先下后汗，以致"表里俱虚"，正虚邪恋，清阳之气不能上升，故而头目昏冒不清。假若体虚不甚，正气还有自行恢复以祛邪外出之机。"阳加于阴谓之汗"，汗出是阳气已复，能够蒸化津液而出于表，外邪亦随汗而解，所以"冒家汗出自愈"。如果还有里实存在，可以再酌情使用下法治疗。

【原文】

太阳病未解，脉阴阳俱停①，必先振栗汗出而解。但阳脉微者，先汗出而解。但阴脉微者，下之而解。若欲下之，宜调胃承气汤。

【词解】

①脉阴阳俱停：寸、关、尺三部脉搏都隐伏不现。

【释义】

本条讲述辨脉判断战汗自愈的机转。

太阳病表证未解，应见浮脉，今却寸、关、尺三部脉搏都隐伏不现。此处"脉阴阳俱停"与"阳脉微"并非生机即将终止的绝脉，而是阳气欲驱邪外出，先积蓄力量，先屈后伸的反映。"振栗"，即病人身体振摇而寒冷的症状，是邪压正气，正邪相争，正欲胜而邪将退之征兆。太阳病，脉阴阳俱停，已虚之正气与邪相争，首先振栗，待正气伸展而见发热，继之汗出，邪随汗解。

"但阳脉微者"，阳主表，即寸部脉微微搏动，提示病邪在表，正气抗邪外出，故"先汗出而解"。"但阴脉微者"，阴主里，即尺部脉微微搏动，提示病邪在里，正气驱邪于下，须用下法而解，宜调胃承气汤和其胃气。

【原文】

太阳病，发热汗出者，此为营弱卫强，故使汗出，欲救邪风①者，宜桂枝汤。

【词解】

①欲救邪风：如果想要解除风邪。救，驱散之意。邪风，即风邪。

【释义】

本条补述太阳中风证病机。

发热、汗出是太阳中风证固有之症，基本病机是"阳浮而阴弱"，亦即"营弱卫强"。所谓卫强，并不是卫气的正常功能强盛，而是由于风寒袭表，卫气浮盛于外，与邪相争，导致发热的病理性亢奋状态，亦即"阳浮者，热自发"之意。所谓营弱，亦不是营阴真正的虚弱，而是指卫外不固，营阴不能内守而外泄所致的汗出而言，亦即"阴弱者，汗自出"之意。由于汗出营伤，与"卫强"相比呈现出相对不足的状态，故称"营弱"。营弱卫强，即后人所谓的营卫不和或营卫失调，其中以卫气的病理改变为主，而营气失和乃卫失外固所致。"欲救邪风者"提示太阳中风证的病因是风寒外袭，风邪偏胜，联系"宜桂枝汤"，可知桂枝汤具有解肌祛风的功效。综合分析，本条以"发热汗出"为太阳中风的主症，以"营弱卫强"为其基本病机，以"欲救邪风"展示其病因与治则，以桂枝汤为其治疗方剂，是由症状而分析病机，由病机而推断病因，由病因病机而决定治法方药，体现了理法方药兼备的辨证论治原则。

对"营弱卫强"的诠释：①营行脉中，卫行脉外，营主内守，卫主固外，营卫相互依存。邪气侵犯肌表，卫分受邪，营阴失去卫阳的固护而外泄，所以造成"营弱"的原因是卫阳失却固护功能。②邪气侵犯卫分，卫阳奋起抗邪，正邪相争则发热；卫分受邪不与营和，营阴外泄，则汗出，发热、汗出是营弱卫强的表现形式。③营阴虚弱，卫阳即无所依附而散越，导致卫阳的亢奋。所以，"卫强"是一种病理性的亢进，非生理性的卫阳强盛，而"营弱"，才是真正意义上的营阴亏虚。"营弱卫强"是风邪所致，治疗首先应驱散风邪，桂枝汤调和营卫，解肌祛风，为首选方剂，所以说"欲救邪风者，宜桂枝汤"。

【原文】

伤寒五六日，中风，往来寒热①，胸胁苦满②，嘿嘿③不欲饮食，心烦喜呕，或胸中烦而不呕，或渴，或腹中痛，或胁下痞硬，或心下悸，小便不利，或不渴，身有微热，或咳者，小柴胡汤主之。

小柴胡汤方

柴胡半斤　黄芩三两　人参三两　半夏半升，洗　甘草炙　生姜各三两，切　大枣十二枚，擘

上七味，以水一斗二升，煮取六升，去滓，再煎取三升，温服一升，日三服。

若胸中烦而不呕者，去半夏、人参，加栝楼实一枚；若渴，去半夏，加人参，合前成四两半，栝楼根四两；若腹中痛者，去黄芩，加芍药三两；若胁下痞硬，去大枣，加牡蛎四两；若心下悸，小便不利者，去黄芩，加茯苓四两；若不渴，外有微热者，去人参，加桂枝三两，温覆微汗愈；若咳者，去人参、大枣、生姜，加五味子半升，干姜二两。

【词解】

①往来寒热：恶寒时不发热，发热时不恶寒，恶寒与发热交替而作。

②胸胁苦满：病人因胸胁部满闷而感到痛苦，即苦于胸胁满闷。

③嘿嘿：表情淡漠，静默不言。嘿，通"默"。

【释义】

本条讲述太阳病转化成少阳病的证治。

伤寒五六日，或中风五六日，都有可能化热入里。如果由恶寒发热转化为往来寒热，则是病邪脱离

太阳而进入少阳。"往来寒热"是少阳病的特征性热型，与太阳表证的"恶寒发热同时并见"显著不同，也有别于阳明病的"但发热、不恶寒"，而是恶寒时没有热，发热时没有寒，寒已而热，热已而寒，一来一往，交替发作。少阳居表里之间，邪入少阳，正邪纷争，进退于阴阳表里之间。邪胜于正，由阳入阴之时，则表现为恶寒；正胜于邪，使邪气由阴出阳时，则表现为发热。出现往来寒热说明病邪已进入少阳。

少阳经属胆络肝，循行于胸胁部位。少阳受邪，经气郁滞，所以胸胁部苦于满闷。由经及腑，肝胆疏泄不利，不但使情志失常，病人内心烦郁而表情淡漠，静默寡言，而且会影响脾胃的运化功能，导致食欲缺乏，即"不欲饮食"，甚至胃气上逆而呕吐。

邪居半表半里，既非太阳之可汗，又非阳明之可下，只能以柴胡汤和解之。

小柴胡汤中以柴胡为主药，既清又疏，除少阳经中之热，又使少阳气机条达。黄芩清泄少阳胆腑之热。柴胡与黄芩同用，经腑皆治，疏解少阳郁滞邪热。生姜、半夏调理脾胃降逆止呕。人参、甘草、大枣甘温益气和中，助正达邪。全方寒温并用，补泄兼施，辛开苦降，是和解剂的代表方。方用去滓再煎之法，可使诸药性味匀和，作用协调，更显其和解之性。

自"胸中烦而不呕"以下，皆为或然证。若胸中烦而不呕，是热聚胸膈，胃气尚未受其影响，去半夏、人参，是恐其补益而助邪，加全栝楼（栝楼实）以除热荡实，化痰散结；若渴者，是木火内郁，有胃燥津伤之象，去辛燥之半夏，加人参（合前成四两半）、天花粉（栝楼根）以清热生津；若腹中痛，是肝胆之气横逆犯脾，土被木乘，脾络不和，去苦寒之黄芩，加芍药（与方中甘草相合）以泻木和脾而缓急止痛；若胁下痞硬，是少阳邪气郁滞太甚，邪结于胁下，去壅补之大枣，加牡蛎以软坚散结；若心下悸，小便不利，是胆失疏泄，进而影响到三焦的功能，决渎失职，水饮停聚，去寒性碍气之黄芩，加茯苓以淡渗利水而宁心；若不渴，身有微热，是太阳表邪未罢，无里热津伤之象，去人参之壅补，以免留邪，加桂枝取微汗以和表；若咳，是肺寒气逆，去人参、大枣之壅补，生姜易干姜以温肺化饮止咳，加五味子以敛肺降逆止咳。

【原文】

血弱气尽①，腠理开，邪气因入，与正气相搏，结于胁下。正邪分争，往来寒热，休作有时，嘿嘿不欲饮食。脏腑相连，其痛必下，邪高痛下，故使呕也，小柴胡汤主之。服柴胡汤已，渴者属阳明，以法治之。

【词解】

①血弱气尽：气血不足之意。

【释义】

本条讲述小柴胡汤证的发病机制。

血弱气尽，腠理开，是言病人气血虚弱，营卫失和，卫气不固，腠理疏松，外邪得以乘虚而入，与正气相搏结于胁下。胁下乃少阳经循行部位，少阳受邪，经气阻结，枢机不利，所以胸胁苦满。

少阳属半表半里之位，邪入少阳，邪正处于相持局面，邪正交争，正胜则热，邪胜则寒，互有胜负，相争不已，故见往来寒热，休作有时；又因胆热内郁，疏泄不利，故见"嘿嘿不欲饮食"。

肝胆相连，脾胃相关，少阳受邪，脾胃多受影响。邪滞经脉则胁下痛；胆热内郁，疏泄失职，气滞于脾则腹痛；胆热犯胃，胃气上逆则呕逆。从部位而言，胆与两胁部位较高，邪从少阳而来，故云"邪高"，腹痛部位偏下，故称"痛下"。

病在少阳，用小柴胡汤应和解祛邪而病愈；若服后反见渴甚者，乃平素胃阳素旺之人，邪气深入，化燥伤津，邪入阳明，病已传变，当审证察因，对症治疗，大法只在清下之中。

【原文】

得病六七日，脉迟浮弱，恶风寒，手足温。医二三下之，不能食，而胁下满痛，面目及身黄，颈项强，小便难者，与小柴胡汤，后必下重①。本渴，饮水而呕者，柴胡汤不中与也，食谷者哕。

【词解】

①下重：大便时肛门部重坠。

【释义】

本条讲述小柴胡汤禁例。

得病六七日，脉迟浮弱，恶风寒，自是桂枝证，然桂枝证脉不迟，今兼脉迟，且手足温，据原文"伤寒脉浮而缓，手足自温者，是为系在太阴"推断，当系太阳中风兼太阴虚寒，治应温中解表，方宜桂枝人参汤。医生屡用攻下，诛伐太过，以致中气大伤，土虚湿阻，进一步影响胆汁的疏泄。脾胃虚弱，受纳、运化失司，故不能食。湿邪内阻，肝胆气机不畅，故胁下满痛。木郁不达，胆汁不循常道，溢于脉外，则面目及身黄。原文"太阴当发身黄，若小便自利者，不能发黄"，因小便自利，则湿有去路，不致内阻，故不能发黄。今发身黄，自然是因小便难，即小便不利，湿热不得下泄使然。"诸颈项强，皆属于湿"，故颈项强者，亦是湿邪之故。其中胁下满痛，不能食及面目身黄等胆经病证，颇与小柴胡汤证相似，但因其非胆热脾寒，而是单纯的脾虚寒湿之证，自非小柴胡汤所宜。若强与小柴胡汤，因方中有苦寒伤气的柴胡、黄芩，服之则戕伤脾胃，使中焦阳气虚弱更甚，大便时肛门部重坠就是阳气下陷的表现。

"本渴饮水而呕者"，是饮邪内停，气不化津，津不上承的水逆证，宜用五苓散治疗。误用小柴胡汤，进一步损伤中阳，以致胃气虚冷，食后引动胃气上逆而哕。

【原文】

伤寒四五日，身热恶风，颈项强，胁下满，手足温而渴者，小柴胡汤主之。

【释义】

本条讲述三阳俱病，治从少阳。

伤寒四五天，正是病邪向里传变之期。虽有"身热恶风，颈项强"之表证，但比重不大；胁下满为邪犯少阳，枢机不利；手足温而渴为阳明热盛达于四末，耗伤津液所致。三阳证见，邪气由表入里，表邪已微，里热未盛，邪郁少阳，汗、吐、下三法皆非所宜，治从少阳，法宜和解，主用小柴胡汤，使枢机运转，上下宣通，内外畅达，则三阳之邪，均可得解。在运用小柴胡汤时，应根据表里轻重，详细分析，参照少阳病或然证之治法，适当加减，灵活运用。

【原文】

伤寒，阳脉涩，阴脉弦，法当腹中急痛，先与小建中汤；不差者，小柴胡汤主之。

小建中汤方

桂枝三两，去皮　甘草二两，炙　大枣十二枚，擘　芍药六两　生姜三两，切　胶饴一升

上六味，以水七升，煮取三升，去滓，内饴，更上微火消解，温服一升，日三服。呕家不可用小建中汤，以甜故也。

【释义】

本条讲述土虚木乘腹痛的证治。

伤寒，阳脉涩，是脉浮取而涩，为气血不足。阴脉弦，是脉沉取而弦，弦是少阳主脉。脾为后天之本，气血生化之源，脾虚不能生化气血，所以脉涩。脾主大腹，脾虚又见少阳主脉，势必引起少阳之邪内侵，即"土虚木乘"，故而发生"腹中急痛"。"腹中急痛"是腹痛时自觉有紧缩拘急之感，触摸之则腹肌痉挛紧张而成条索之状。

病变的机制包括脾虚、气血不足和少阳枢机不利几方面，而以脾虚为主，并且是脾虚造成气血不足，是脾虚招致木邪横逆。"木邪乘土"后势必加重脾虚的程度，也因其脾运失职，气血更加亏虚。所以用小建中汤建中补虚，缓急止痛。中气得建，化源充足，气血自然可复。若服药后，腹中急痛不止，说明少阳之邪太盛，此时须用小柴胡汤清疏肝胆，和解少阳。

小建中汤与小柴胡汤两方都是土木两调的方剂。前者偏重于温补，是培土以盛木，后者偏重于清疏，是伐木以救土。若病变以少阳为主，兼见腹痛，可用小柴胡汤去黄芩加芍药治疗（小柴胡汤加减法）。

小建中汤是桂枝汤倍芍药加饴糖而成。方中重用饴糖，甘温补中；桂枝、生姜温中散寒；芍药和阴补血，缓急止痛；大枣、甘草补中益气；共成平补阴阳，建复中焦，生化气血，缓急止痛之剂。

【原文】

伤寒中风，有柴胡证，但见一证便是，不必悉具。凡柴胡汤病证而下

之，若柴胡证不罢者，复与柴胡汤，必蒸蒸而振，却复发热汗出而解。

【释义】

本条讲述小柴胡汤的应用思路。

从"伤寒五六日，中风，往来寒热，胸胁苦满，嘿嘿不欲饮食，心烦喜呕，或胸中烦而不呕，或渴，或腹中痛，或胁下痞硬，或心下悸，小便不利，或不渴，身有微热，或咳者，小柴胡汤主之"中观察，小柴胡汤适应证的临床表现颇多，不可能在一个病人身上全部见到，也无须诸证俱备才可用小柴胡汤，"但见一证便是，不必悉具"就是这个意思。"一证"应当以"主证"为据，如"往来寒热，胸胁苦满，心烦，呕吐，不欲饮食，神情淡漠"等。其次，"一证"应当与"不必悉具"两相对照理解，不要机械地认为是只有一个症状，也可以是二个、三个，只要其部分症状已经能够反映出少阳病病变的特点，就可以使用小柴胡汤。

少阳病属半表半里证，本不应用攻下，误用攻下会有不同的变化。"柴胡证仍在"是其中之一，说明病邪未因误下而内陷。"有是证用是方"，所以"复与柴胡汤"。然而，毕竟下后正气受损，抗邪乏力，服汤后正气得药力相助，奋起抗邪，正邪交争，所以，蒸蒸而热，阳气振发，继而汗出邪解。

第一节是强调使用小柴胡汤，要注意抓主证；第二节是强调灵活辨证，有是证用是方。

【原文】

伤寒二三日，心中悸而烦者，小建中汤主之。

【释义】

本条讲述外感里虚证治。

伤寒二三日，病程尚短，又未经误治。故知是里气先虚，心脾不足，气血双亏，复被邪扰而致心悸而烦。"心中悸而烦"是本证的特点，然悸与烦又有虚实之分，本证既非水气凌心之悸，又非热扰胸膈之烦，更不是少阳胆火炽盛之烦悸证，此乃里虚邪扰，气血不足，心无所主则悸，神志不宁则烦。此证里虚为先，故当先治其里，而建其中气，安内以攘外，用小建中汤外和营卫，内益气血，有表里兼顾之功。

本方由桂枝汤倍芍药加饴糖而成。方取桂枝汤，外能调和营卫，内能调和脾胃，滋生气血阴阳。在此基础上重用饴糖，甘温补中，调和脾胃，缓急止痛。又倍用芍药，酸甘化阴以滋阴养血。合甘草、大枣补脾益胃，助其建中之力。桂枝、生姜外散表邪以兼顾伤寒外感。辛甘酸合成，取其辛甘化阳、酸甘化阴。诸药组合，平调阴阳，协和营卫，能使脾胃健运，气血充盛。

本条与前条都用小建中汤，一治腹中急痛，一治心中悸而烦，虽见症不同，但均是建中补虚、资生气血之法。

【原文】

太阳病，过经①十余日，反二三下之，后四五日，柴胡证仍在者，先与小柴胡。呕不止，心下急②，郁郁微烦者，为未解也，与大柴胡汤，下之则愈。

大柴胡汤方

柴胡半斤　黄芩三两　芍药三两　半夏半升，洗　生姜五两，切　枳实四枚，炙　大枣十二枚，擘

上七味，以水一斗二升，煮取六升，去滓再煎，温服一升，日三服。一方加大黄二两，若不加，恐不为大柴胡汤。

【词解】

①过经：病传他经。此处指太阳表证已病传少阳。

②心下急：胃脘部拘急窘迫。

【释义】

本条讲述大柴胡汤证治。

太阳病十余日，病邪未能外解，转而传入少阳，谓之"过经"。病入少阳，当以和解为主，汗、吐、下之法均属禁忌。今反二三下之，是为误治，误治可能产生变化。至于如何变化，还要看具体情况而定。

下后四五日，柴胡证仍在，表明邪气并未因下而内陷，病邪仍在少阳，故先与小柴胡汤，以和解少阳。服小柴胡汤后，如枢机运转，病即可愈。

若服小柴胡汤后，病未好转，反而加重，由喜呕变为"呕不止"，此乃邪热不解，内并阳明，热壅于胃，胃气上逆所致；由胸胁苦满变为"心下急"，是邪入阳明，胃热结聚，气机阻滞所致；由心烦变为"郁郁微烦"，

是气机郁遏，里热渐甚。从呕不止、心下急、郁郁微烦说明邪由少阳误治，化燥成实，兼入阳明。少阳证不解，则不可下，而阳明里实已成，又不得不下，遂用大柴胡汤，和解与通下并行，双解少阳、阳明之邪。

本方为小柴胡汤与小承气汤合方加减而成，即小柴胡汤去人参、甘草，加大黄、枳实、芍药。方中柴胡、黄芩疏利少阳，清泄郁热；芍药缓急止痛；半夏、生姜降逆止呕；枳实、大黄利气消痞，通下热结；大枣和中。诸药配合，共奏和解少阳、通下里实之功，实为少阳阳明双解之剂。

大柴胡汤有一方两用之妙：原方组成无大黄，阳明里热不甚者用之得宜；另一方加大黄，阳明里热已盛者用之适当。临证大黄运用与否及其剂量多少，可根据病证性质与里热程度，酌情调配。

【原文】

伤寒，十三日不解，胸胁满而呕，日晡所①发潮热，已而微利。此本柴胡证，下之以不得利，今反利者，知医以丸药下之，此非其治也。潮热者，实也，先宜服小柴胡汤以解外，后以柴胡加芒硝汤主之。

柴胡加芒硝汤方

柴胡二两十六铢　黄芩一两　人参一两　甘草一两，炙　生姜一两，切
半夏二十铢，本云五枚，洗　大枣四枚，擘　芒硝二两

上八味，以水四升，煮取二升，去滓，内芒硝，更煮微沸，分温再服，不解更作。

臣亿等谨按：《金匮玉函》方中无芒硝。别一方云，以水七升，下芒硝二合，大黄四两，桑螵蛸五枚，煮取一升半，服五合，微下即愈。本云，柴胡再服，以解其外，余二升，加芒硝、大黄、桑螵蛸也。

【词解】

①日晡所：午后3—5时。日晡，指申时太阳明艳亮丽。所，表示约数，可译为"左右""上下"。

【释义】

本条讲述大柴胡汤证误用丸药攻下后的证治。

伤寒十三日不解，有向里传变趋势。传变与否，据证而定，今见胸胁满而呕，知邪传少阳，胆火内郁，枢机不利，胆逆犯胃；日晡所发潮热，

知邪入阳明，腑实已成。合为少阳兼阳明里实之证。多为大便燥结难下，可取和解兼通下之法。投以大柴胡汤，可诸证悉除。今反见下利，是与病情发展趋势不符，须探究其原委。

本证为少阳兼阳明里实证，应以大柴胡汤和解少阳，攻下里实，则病可愈，不应出现下利，今反下利者，是治不如法，乃医者不明其理，误用丸药攻下所致。丸药性缓力轻，但作用持久，不仅未能荡涤胃肠燥实，泄下之性却留中而致微利，故虽下利而潮热不除。

此证虽经误治，但病证未除，潮热未罢，仍为少阳兼阳明里实之证。但毕竟误下微利，正气已伤，故先用小柴胡汤以和解少阳，畅达枢机，透达表里之邪；若因燥实较甚，服汤不愈者，再以柴胡加芒硝汤以和解少阳，泻热润燥。

柴胡加芒硝汤证为邪犯少阳，枢机不利，误治伤正，化燥成实，是少阳兼阳明里实之证，治宜和解少阳，泻热去实。

本方药味组成如小柴胡汤，但加芒硝。然就其剂量而言，仅为小柴胡汤原量之1/3，加芒硝二两。其组方意义为，小柴胡汤和解少阳，运转枢机，芒硝泻热去实，软坚通便。诸药合用，共奏和解泻热之功。因药量较轻，可称为和解泻热之轻剂，用于误治正伤之少阳兼阳明的证候。

【原文】

伤寒，十三日，过经谵语者，以有热也，当以汤下之。若小便利者，大便当硬，而反下利，脉调和者，知医以丸药下之，非其治也。若自下利者，脉当微厥①，今反和者，此为内实也，调胃承气汤主之。

【词解】

①脉当微厥：脉象非常微弱。厥：甚、极。

【释义】

本条讲述阳明里实误用丸药攻下后的变证与治疗。

伤寒十三日，病仍不解，病邪则向阳明传变。发生谵语，是寒邪郁而化热，肠中有燥屎的象征。便燥是谵语之根，所以应当用汤药荡涤胃肠中的热结。病人小便自利且量多，是阳明燥热逼迫津液偏渗膀胱，而不能还入肠中，故曰"小便利者，大便当硬"。现在反而大便下利，这是不符合一般规律的，此时当参合脉象辨别虚实。如脉见"调和"，即阳明里实之脉未变，说明此"下利"并非虚证，而是前医误用热性丸药攻下所致。如果是虚寒性下利，脉象应该是微弱无力。所以"今反和者，此为内实也"。既经误下，胃气已经损伤，自不能再用峻剂。使用具有缓下作用的调胃承气汤，既下邪热，又和胃气，是的对之方。

【原文】

太阳病不解，热结膀胱，其人如狂[1]，血自下，下者愈。其外不解者，尚未可攻，当先解其外；外解已，但少腹急结者，乃可攻之，宜桃核承气汤。

桃核承气汤方

桃仁五十个，去皮尖　大黄四两　桂枝二两，去皮　甘草二两，炙　芒硝二两

上五味，以水七升，煮取二升半，去滓，内芒硝，更上火，微沸，下火，先食温服[2]五合，日三服，当微利。

【词解】

①如狂：将狂而未狂。
②先食温服：即饭前温服。

【释义】

本条讲述太阳蓄血轻证证治。

太阳病不解，热结膀胱，是太阳在经之邪热不能从外而解，势必化热入里，邪热与血搏结于下焦膀胱部位，瘀热上犯心神，导致神志昏乱，躁扰不宁，类似发狂。血热初结，所以有"血自下"的可能。血结轻浅，血被热邪所迫，其所蓄之血能够自下，邪热可随瘀血下行而解除。若血不自下，则血为热搏，淤积于下，而致少腹"急结"。正因为血热初结，所以治

疗时，如表邪未解，就必须先解表邪。只有其表邪解除之后，才可以用桃核承气汤攻逐瘀热。

桃核承气汤中桃仁微苦涌泄，为活血化瘀的主药，但力尚不足。桂枝辛温，用在本方不在解表，而在温通经络，助桃核通利血脉。大黄、芒硝功能泻热导下，与桃仁、桂枝配伍自可泻热逐瘀，推陈致新。甘草调和诸药，共成活血化瘀、通里泻热之剂。

【原文】

伤寒八九日，下之，胸满烦惊，小便不利，谵语，一身尽重，不可转侧者，柴胡加龙骨牡蛎汤主之。

柴胡加龙骨牡蛎汤方

柴胡四两　龙骨　黄芩　生姜切　铅丹　人参

桂枝去皮　茯苓各一两半　半夏二合半，洗　大黄二两　牡蛎一两半，熬　大枣六枚，擘

上十二味，以水八升，煮取四升，内大黄切如棋子，更煮一两沸，去滓，温服一升。本云柴胡汤，今加龙骨等。

【释义】

本条讲述少阳兼表里三焦俱病的证治。

伤寒八九日，误用下法，伤其正气，邪气乘虚而入，变证由生。邪入少阳，枢机不利，胆热内郁则胸满而烦；胆火上炎，胃热上蒸，心神被扰则惊惕谵语；三焦不利，决渎失职，膀胱气化不行则小便不利；阳气内郁，不得宣达，气机壅滞则一身尽重而难于转侧。本证是表证误下，邪气内陷，三焦不利，表里同病，虚实互见。故治宜和解少阳，通阳泻热，重镇安神，方用柴胡加龙骨牡蛎汤。

柴胡加龙骨牡蛎汤是由小柴胡汤去甘草，加龙骨、牡蛎、桂枝、茯苓、铅丹、大黄而成。因邪入少阳，故以小柴胡汤和解少阳，宣畅枢机，扶正祛邪。加桂枝通达郁阳；加大黄泻热和胃；加龙骨、牡蛎、铅丹重镇安神；加茯苓淡渗利水，宁心安神；去甘草，免其甘缓留邪。诸药相合，寒温同用，攻补兼施，安内解外，使表里错杂之邪，得以速解。

方中铅丹虽能镇惊安神，然而本品有毒，用之宜慎，目前本品内服较

为少见，可用生铁落、磁石等品代之为宜。

【原文】

伤寒，腹满谵语，寸口脉浮而紧，此肝乘脾也，名曰纵①，刺期门②。

【词解】

①纵：是五行相克的形式，乘其所胜曰纵，如木克土。

②期门：肝经之募穴，在乳头直下二寸处。

【释义】

本条讲述肝乘脾的证治。

腹满谵语，近似阳明腑实证，但脉搏并不沉迟实大，也没有见到燥结潮热等，所以非阳明腑实证。寸口脉象浮而紧，近似太阳伤寒表实证，但又没有头痛、发热、恶寒的表现，所以也不是太阳表证。辨脉法中谓"脉浮而紧者，名曰弦也"。弦为肝脉，脉搏浮紧，是肝木气旺的表现。"纵"是肝胆之气放纵无制，顺势而往，克犯脾土，即"木克土"之甚者，木土俱病，腹满谵语，可以用刺期门的方法来疏泄肝胆邪盛之气。

【原文】

伤寒发热，啬啬恶寒，大渴欲饮水，其腹必满。自汗出，小便利，其病欲解，此肝乘肺也，名曰横①，刺期门。

【词解】

①横：是五行反克的形式，反乘其不胜曰横，如木乘金。

【释义】

本条讲述肝乘肺的证治。

肺主皮毛，通调水道，下输膀胱。肺病则毛窍为之闭塞，发热、啬啬恶寒。肺失肃降，不能通调水道，下输膀胱，水气为之不利，津液不得输布，所以渴而小便不利。水液内停，脾运受阻，故腹必满。金本克木，今肺气不利反受木侮，即"肝乘肺"也。"横"，指肝气横逆亢盛。治疗也用刺期门的方法，以泄肝木。

本条有倒装文法，"自汗出，小便利，其病欲解"应置于"刺期门"之后。说明经过刺期门后，使肺摆脱肝木之侮，其宣肃功能得到恢复，毛窍通畅则汗出，水道通调则小便利，病将痊愈。

【原文】

太阳病二日，反躁。凡熨①其背，而大汗出，大热入胃，胃中水竭，躁烦，必发谵语。十余日，振栗，自下利者，此为欲解也。故其汗从腰以下不得汗，欲小便不得，反呕，欲失溲，足下恶风。大便硬，小便当数，而反不数及不多。大便已，头卓然而痛②，其人足心必热，谷气③下流故也。

【词解】

①熨：火疗方法之一。古人将砖石等物烧热后，包裹起来，置于体表的某一局部，以取暖发汗。后有发展，用含药物的器具，热熨取汗。

②卓然而痛：突然疼痛。

③谷气：水谷之气。此处指脾胃阳气。

【释义】

本条讲述太阳病误用火法的变证及自愈机转。

太阳病二日，邪尚在表，不当烦躁而见烦躁，故称"反躁"，显示表邪未解而里热已盛，治宜发表散寒，兼清里热，忌用辛温发汗，更忌用火法强迫发汗。

若误用熨法取汗，导致大汗出，则火热内攻，胃热津伤，里热更盛，是以烦躁益甚而发谵语。

病延十余日，火邪渐衰，津液渐复，正气欲祛邪外出，则有振栗、自下利，这是正胜邪却，病将向愈的佳兆。此之振栗下利，其理与战汗类似。

若误火后出现上半身汗出，小便欲出不能而反失控，足部恶风，呕逆便结，此为上盛下虚之变证。阳热盛于上，故见腰以上汗出，气逆欲呕；阳气虚于下，则见腰以下不得汗、欲小便不得、时欲失溲、大便硬、足下恶风等症。

大便硬，常因水液偏渗膀胱所致，故小便当数。今大便硬，而小便次数和量反少，是阳热郁于上，津液不能下达所致。

一旦大便通行，阳气骤然下达，反使头上的阳气一时乍虚，故头部突然疼痛。当大便通行，阳气下达之时，原来的足下恶风就会转为足心发热。"谷气下流故也"为自注句，说明"足心必热"的原因。

【原文】

太阳病中风，以火劫发汗，邪风被火热，血气流溢，失其常度。两阳[①]相熏灼，其身发黄。阳盛[②]则欲衄，阴虚小便难。阴阳俱虚竭，身体则枯燥，但头汗出，剂颈而还[③]，腹满微喘，口干咽烂，或不大便，久则谵语，甚则至哕，手足躁扰，捻衣摸床[④]。小便利者，其人可治。

【词解】

①两阳：风为阳邪，火亦属阳，中风用火法，故称两阳。

②阳盛：此处指阳热之邪炽盛。

③剂颈而还：从颈部以上。剂，通"齐"。

④捻衣摸床：手指不自觉地摸弄衣物和床铺。

【释义】

本条讲述太阳中风误用火法治疗后的变证及预后。

太阳中风，当以桂枝汤解肌发汗，而今误用火法取汗，不仅风邪不能外解，反致火邪为害。风火相助，热势更盛，必伤其血气，而使变证丛生。气受热则动荡，血受热则流溢，气血沸腾，势必失其运行之常度。风为阳邪，火亦属阳，风火相煽，即"两阳相熏灼"。若火毒内攻，溶其血液，则身体发黄。火热上蒸，灼伤阳络则欲衄，火热下劫，阴液匮乏则小便难。火劫发汗，既能伤津，又能耗气，气血阴阳俱虚竭，肌肤失于濡养，则身体枯燥不荣。阳热蒸迫，津液外泄，本当周身汗出，今火劫津伤，不能全身作汗，故但头汗出，剂颈而还。火热上灼则口干咽烂。燥热内结，腑气不通，浊热上攻，则腹满微喘，大便干结不下。久而不愈，热盛扰心，则生谵语；甚者胃津大伤，胃气败绝而为呃逆。手足躁扰，捻衣摸床，神志昏糊，是热极津枯，阴不敛阳，阴阳欲离的危象。当视其津液之存亡以推断其预后。若小便利者，说明阴津尚未尽亡，生机尚在，故曰"其人可治"。若小便全无，则是化源告绝，阴液消亡，预后不良。在热性病诊治过程中，以小便的有无及多少，来判断预后，有重要意义。

【原文】

伤寒脉浮，医以火迫劫之①，亡阳②，必惊狂，卧起不安者，桂枝去芍药加蜀漆牡蛎龙骨救逆汤主之。

桂枝去芍药加蜀漆牡蛎龙骨救逆汤方

桂枝三两，去皮　甘草二两，炙　生姜三两，切　大枣十二枚，擘　牡蛎五两，熬　蜀漆三两，洗去腥　龙骨四两

上七味，以水一斗二升，先煮蜀漆，减二升，内诸药，煮取三升，去滓，温服一升。本云桂枝汤，今去芍药，加蜀漆、牡蛎、龙骨。

【词解】

①以火迫劫之：用火法强迫发汗。

②亡阳：此处指心阳外亡，心神浮越。

【释义】

本条讲述误用火法所致惊狂的证治。

伤寒脉浮，是病邪在表，当以麻黄汤发汗或用桂枝汤解肌。若用火法劫汗，则致大汗淋漓。心为火脏，汗为心液，汗多伤阳。心主神志，阳虚则不能养神，心神空虚无主则易浮越。加之心胸阳虚，痰浊内生，痰火扰心，于是发生惊狂、卧起不安。所以用桂枝去芍药加蜀漆牡蛎龙骨救逆汤。"救逆"者，有急救抢险的意义。

桂枝去芍药加蜀漆牡蛎龙骨救逆汤，即桂枝汤去芍药，加蜀膝、龙骨、牡蛎。方中桂枝、甘草辛甘，温通心阳，加龙骨、牡蛎，以潜镇浮越之神气。蜀漆有很好的涤痰开窍作用，然其腥臭有毒，易致呕吐，故而再用生姜、大枣，解毒去腥，减少蜀漆对胃的刺激，以防止呕吐等不良反应的发生。

【原文】

形作伤寒，其脉不弦紧而弱。弱者必渴，被火者必谵语。弱者发热脉浮，解之，当汗出愈。

【释义】

本条讲述温病不用火法。

形作伤寒是指其证候类似于太阳伤寒，有发热、恶寒、头身疼痛等症，然脉不弦紧而弱。这里"弱脉"是与伤寒紧脉对举而言，并非微弱之弱。"弱者必渴"和"弱者发热"两句当联系起来理解，即指其人不但脉弱，同时还有发热、口渴、脉浮等见症，当属温邪犯表之证，治宜辛凉宣散之法，故谓"解之，当汗出愈"。若反误治以火发，则犹抱薪救火，助热伤津，以致发生神昏谵语等变证。

【原文】

太阳病，以火熏之，不得汗，其人必躁，到经①不解，必清血②，名为火邪。

【词解】

①到经：指病至七日，太阳一经行尽。
②清血：即便血。

【释义】

本条讲述误用火熏而发生的病证。

太阳病，当发汗解表。若误以火熏，不仅不得汗解，反而导致阳郁更甚，火热内攻，心神被扰，其人必躁扰不宁。

《素问》有"七日巨阳病衰，头痛少愈"的记载，本论条文也说"太阳病，头痛至七日以上自愈者，以行其经尽故也"，所以，七日则是太阳到经之日，行其经尽之期。当此之时，正气来复，驱邪外出，则其病当愈。

若"到经不解"，说明阳郁太甚，热不得从汗解，转入于里，下陷阴分，迫血妄行，发生便血。火熏不但不能解除病证，反而成了导致变证的原因，故被称为"火邪"。

【原文】

脉浮，热甚，而反灸之，此为实。实以虚治，因火而动，必咽燥吐血。

【释义】

本条讲述误灸引起的变证。

脉浮，热甚，是太阳受邪，表阳闭郁，邪气因盛，故曰"此为实"。邪实在表，法当发汗以解表。今反用艾灸以助阳，其后果是逼火热内攻，火邪上逆，动血伤津，发生咽燥、吐血等变证。

艾灸之法能温阳散寒，多用于治疗里虚寒证，或寒湿病证。今脉浮而发热，不宜用灸法。热甚反灸，是用治虚之法治实证，即"实以虚治"。火热亢盛，灼伤津液，则咽喉干燥；热伤血络，迫血妄行，则见吐血。

上条与本条均是误火，而所发生的病变却不尽相同。一则阳络受伤，血上溢而为吐血；一则阴络受伤，血下出而为便血。火法所产生的病变，主要是依人的体质而异。如病人下焦阴不足，则火热易伤阴络，迫血下行而便血；如病人阳盛体质，则火热易于上炎，伤及阳络而吐血。

【原文】

微数之脉，慎不可灸。因火为邪，则为烦逆，追虚逐实^①，血散脉中^②，火气虽微，内攻有力，焦骨伤筋^③，血难复也。脉浮，宜以汗解，用火灸之，邪无从出^④，因火而盛，病从腰以下必重而痹，名火逆^⑤也。欲自解者，必当先烦，烦乃有汗而解。何以知之？脉浮，故知汗出解。

【词解】

①追虚逐实：损伤不足的正气，增加有余的病邪。此处是血虚火旺，更用火法，血更虚而火更旺。正虚者益虚，邪实者更实，是谓追虚逐实。

②血散脉中：血液流溢，失其常度，即血热妄行。

③焦骨伤筋：火热内攻，阴液损伤严重，筋骨失去濡养。此处是形容火热伤阴之甚。

④邪无从出：外邪不得从汗而出。

⑤火逆：误用火法治疗，形成坏病。

【释义】

本条讲述虚热证误灸的变证。

脉数而微弱，是阴虚内热之证，治宜养阴清热，千万不能使用火灸法治疗。若误用火灸，则阴血愈虚，火热更甚，火毒攻冲，必致心胸烦闷气逆。

阴液本虚，反用灸法，则更伤其阴；火热属实，反用灸法，则助长火热，其结果是阴血更虚而火势更旺。正虚者益虚，邪实者更实，即追虚逐实，使血液散乱于脉中，而受到严重损伤。在热病阴伤的状态下，灸火虽微，内攻却非常有力，它可导致阴血难复，肌肤筋骨失却濡养，形成肌肤枯燥，甚至"焦骨伤筋"的严重后果。"焦骨伤筋"是强调火热内攻，阴液损伤严重，筋骨失却濡养，形容火热伤阴至甚，不易恢复。

脉浮主表，表证宜以汗解。若误用火灸，外邪不得随汗而解，反随艾灸之火气而入里化热，邪热壅滞而致气血运行不畅，故腰以下部位沉重麻木，名曰"火逆"。

如果其脉仍浮，则说明病人正气尚盛，仍有外解之机，正邪相争，是以烦躁，烦后汗出，而邪随汗解。

火疗是古代的一种物理疗法，以其散寒止痛之功效而盛行一时。用之得当，确有较好疗效。倘若误施于其禁忌病证，则必然导致各种变证。如今临床上火疗极少，来自火逆的变证也难复见，但学习火逆诸条的意义和价值并未因此失去。如温燥过剂，常与火疗异曲同工；外邪传里，六淫化火，未尝不是火热之患。审证求因，贵在通常达变。火逆条文均无治法及方药，若以辨证施之，则治法可求。火逆而热盛者，必当清泄；阴伤者，法宜滋阴；血热妄行者，务须凉血止血；火毒发黄者，以泻火解毒，凉血退黄为法。

【原文】

烧针①令其汗，针处被寒，核起而赤者，必发奔豚。气从少腹上冲心者，灸其核上各一壮②，与桂枝加桂汤，更加桂二两也。

桂枝加桂汤方

桂枝五两，去皮　芍药三两　生姜三两，切　甘草二两，炙　大枣十二枚，擘

上五味，以水七升，煮取三升，去滓，温服一升。本云桂枝汤，今加桂满五两，所以加桂者，以能泄奔豚气也。

【词解】

①烧针：就是用粗针外裹棉花，蘸油烧之，俟针红即去棉油而刺人，是古人取汗之法。

②一壮：放艾炷于穴位上，烧完一炷为一壮。

【释义】

本条讲述烧针取汗引发奔豚的证治。

烧针则令出汗，汗出则腠理开泄，针处被寒，邪留不去，故针处核起而赤。又因使用的是火劫发汗，损伤心阳于上，使水寒之邪乘机上冲，引发奔豚。

治法可分两步，先在赤核处艾灸，以温散寒凝之邪；再内服桂枝加桂汤，温通心阳，平冲降逆。

本方由桂枝汤加重桂枝剂量而成。桂枝、甘草辛甘合化，温通心阳而降冲逆。更用芍药配甘草，酸甘化阴以和卫阳。生姜、大枣能佐桂枝、甘草以化生营卫之气。诸药共奏调和阴阳，平冲降逆之效。

桂枝加桂汤是加桂枝还是加肉桂，历代医家其说不一，但从"更加桂二两"和"今加桂满五两"等可分析，还是加桂枝为是。然而从临床应用看，可根据病情灵活掌握。如有表证，驱散外邪，则加桂枝；如有阳虚，温散下寒，则用肉桂。

关于诱发奔豚的病因，大多数医家认为是感寒入里，劫汗伤阳，阳虚阴乘。《金匮要略》中认为是"从惊发得之"，即发奔豚与精神因素有关。

【原文】

火逆，下之，因烧针烦躁者，桂枝甘草龙骨牡蛎汤主之。

桂枝甘草龙骨牡蛎汤方

桂枝一两，去皮　**甘草**二两，炙　**牡蛎**二两，熬　**龙骨**二两

上四味，以水五升，煮取二升半，去滓，温服八合，日三服。

【释义】

本条讲述心阳虚、烦躁的证治。

"火逆"是误用火法导致病情恶化。再行下法，损伤中气和阴液。继而

又用烧针，心阳受损，神气不宁，发生烦躁不安等症，用桂枝甘草龙骨牡蛎汤温复心阳、潜镇安神。

本证因于火疗与攻下而致误，不惟心阳虚损，且加心神浮越，以"烦躁"为主症，故主以补益心阳，潜镇安神，所以在桂枝甘草汤中又加入龙骨、牡蛎。

烦躁一般多见于热证，而本条提出了心阳虚见烦躁的病证，有较重要的临床意义。

桂枝甘草汤中桂枝用四两，且1次顿服，而本方桂枝仅用一两，分3次服；桂枝甘草汤中桂枝倍于甘草，但本方甘草倍于桂枝。前证心阳受损，是由峻汗所致，其势较峻，但程度较轻，其用药宜急，故用大量桂枝顿服，以峻补心阳；本证心阳受损，是由火逆复加误下，一误再误所致，其势较缓，不仅有心阳受伤，且有心神浮越，程度较前证为重，若仍用大量桂枝，恐促其已浮越之阳外散，故用药宜缓，且甘草倍于桂枝，以安定中焦，并加牡蛎、龙骨潜镇安神。

【原文】

太阳伤寒者，加温针，必惊也。

【释义】

本条讲述伤寒表证误用温针的变证。

表实无汗的太阳伤寒证，用发汗解表，才是正治的方法，麻黄汤是首选。如果不用麻黄辛温发汗，而用烧针的方法，不但寒邪不能从外解，且易助热化火。如火热内攻，扰乱神明，则发生惊恐不安的病证。

【原文】

太阳病，当恶寒发热，今自汗出，反不恶寒发热，关上脉细数者，以医吐之过也。一二日吐之者，腹中饥，口不能食。三四日吐之者，不喜糜粥，欲食冷食，朝食暮吐。以医吐之所致也，此为小逆①。

【词解】

①小逆：小的过失。此处指治疗有错误，但不严重。

【释义】

本条讲述太阳病误用吐法引起胃中虚寒的变证。

太阳病，当恶寒发热，今自汗出，不恶寒发热，知太阳病已解。脉细数，似为病传于里，但又不见少阳之往来寒热与阳明之身热恶热，是病尚未传里。

关上以候脾胃，从关上脉细数与自汗出同见，则知系因医生误用吐法所致。吐后太阳病虽解，而发越之势未尽消，故自汗出；吐后胃气受伤，故关上脉细数。

太阳病应用发汗解肌法治疗，今用吐法治疗，虽太阳病因吐得汗而解，但却造成胃气损伤的不良后果。这种治法是不合适的，故认为是医生误用吐法的过失。

发病一二日，邪气轻浅，误吐后胃阳虽受损伤，但并不十分严重，所以还知道饥饿，但究因胃气已伤，所以腹中虽饥而口不能食。

发病三四日，邪气已较为深入，误吐之后，胃阳之损伤亦较为严重，胃气虚冷，所以不喜糜粥。胃阳虚躁，所以反欲冷食。然此饮冷毕竟是假象，所以入胃之后，因胃寒不能运化，必逆而吐出，或朝食暮吐，或暮食朝吐，与胃热所致的食入即吐迥然有别。此时，若及时地给予温中和胃之剂，恢复也还不难，所以称为"小逆"。

小逆的意义：①太阳病应发汗解肌，用吐法治太阳病不妥。②用吐法虽不妥，但吐后得汗，太阳病还是可以治好的，因吐有发越的作用，与太阳病向外之机相类。③此朝食暮吐是胃阳损伤，胃气虚冷，后果不很严重，经调治后可以获愈。

【原文】

太阳病，吐之，但太阳病当恶寒，今反不恶寒，不欲近衣，此为吐之内烦①也。

【词解】

①内烦：指内热引起的胸中烦闷。

【释义】

本条讲述太阳病误吐所致胃中燥热的病证。

太阳表证，本应用汗法，使邪从肌表而解，如误用吐法，虽吐中亦有发散之意，间或能使表邪解除而不恶寒，但误吐伤及胃中津液，胃燥生热，所以有不欲近衣的内烦里热现象。本条与上一条同为误吐所致，一为胃阳虚，一为胃燥热，其治疗方法，自然亦各不同。至于为何，这取决于感受病邪的性质和病人的体质。阳弱体质易转化为胃阳虚，阴虚胃热体质易转化为胃肠燥热。

【原文】

病人脉数，数为热，当消谷引食，而反吐者，此以发汗，令阳气微，膈气^①虚，脉乃数也。数为客热^②，不能消谷，以胃中虚冷，故吐也。

【词解】

①膈气：膈间正气。
②客热：这里指虚阳。

【释义】

本条讲述汗后中虚胃寒的脉症。

脉数为热，脉迟为寒，这是一般规律。胃中有热，应当易饥易食。今脉数而反见呕吐，追究原因，是发汗不当，汗多伤阳。虚阳扰动也可见脉数，但必数而无力。此数非实热所致，而是虚阳扰动而成，所以不能消化谷食。胃中阳虚，寒凝气逆，故而呕吐。

这一条提示，脉、证均有假象，临床辨证当去伪存真，切不可被假象迷惑。

【原文】

太阳病，过经十余日，心下温温欲吐^①，而胸中痛，大便反溏，腹微满，郁郁微烦。先此时自极吐下^②者，与调胃承气汤。若不尔者，不可与。但欲呕，胸中痛，微溏者，此非柴胡汤证。以呕，故知极吐下也。

【词解】

①温温欲吐：自觉心中蕴郁不畅，泛泛欲吐。温通愠，心中蕴郁不适之意。
②极吐下：即大吐大下。

【释义】

本条讲述太阳病误用吐、下后的不同证治。

太阳病，已过经十多天，不转属阳明，便转属少阳。出现心中泛泛欲吐，心烦胸中痛，腹胀满，大便溏等，形成机制非常复杂，"先此时自极吐下"是本条的辨证关键。误吐误下，有形之实邪虽已解

除，而无形的热邪未能清泄。上述病证皆因热邪结滞导致，与调胃承气汤和胃泻热，只是权宜之计。如果不是极吐、下所致，则非热邪结滞，就不能用调胃承气汤治疗。

"欲呕，胸中痛，微溏"与小柴胡汤证有相似之处，张仲景恐人误认，所以特别指出不是柴胡汤证。"以呕，故知极吐下也"，是补充说明本证的辨证要点。

热病中使用极吐极下的治疗方法，容易导致阴液严重损伤，因有些热病非一时所能痊愈，需要假以时日，不能急躁冒进。素体虚弱者，更不能极吐极下，否则，必戕伤中气，甚则伤阳败胃。过分吐下后，还有可能发生其他变化，结合前面有关坏病的描述，宜"观其脉证，知犯何逆，随证治之"，准确的辨证和正确的选方是十分重要的。

【原文】

太阳病六七日，表证仍在，脉微而沉，反不结胸①，其人发狂者，以热在下焦，少腹当硬满，小便自利者，下血乃愈。所以然者，以太阳随经，瘀热在里②故也，抵当汤主之。

抵当汤方

水蛭熬　虻虫各三十个，去翅足，熬　**桃仁**二十个，去皮尖　**大黄**三两，酒洗

上四味，以水五升，煮取三升，去滓，温服一升，不下更服。

【词解】

①结胸：外邪与痰、水结聚于胸膈所引起的病证。

②太阳随经，瘀热在里：太阳本经邪热，由表入里，蓄结于下焦血分。

【释义】

本条讲述蓄血重证的辨治。

太阳病六七日，为表邪入里之期，即使表证仍在，也要注意脉象。若脉不浮而转为沉者，是外邪已内陷入里。内陷之邪，若结于胸膈，可以形成结胸证；若不结胸，邪陷不在中上二焦，深入下焦血分，血热互结则形成太阳蓄血证，故曰"以热在下焦"，"以太阳随经，瘀热在里也"。表证仍在，同时血蓄下焦，证属表里同病。表里同病者，治疗常法应该是先表后里，而本条不言先解表，直接使用攻逐之法，此乃表里同病治疗的变法，即里急者当先治里，说明此太阳蓄血证病势危急，病情严重，从病机上讲，则是血结较深，属蓄血重证。

太阳蓄血重证脉微而沉，是指脉象沉而略有滞涩，此处之微并非主虚证的微弱脉象，而是血蓄于里，瘀阻络道，血脉不利，所以脉沉而滞，甚则脉象沉结。病人表现出典型的狂躁症状，较桃核承气汤证"如狂"者严重，说明热在血分，瘀热直接上攻于心，心神被扰，神志错乱。少腹硬满，为邪热与瘀血结于下焦所致。"硬"是客观体征，医者触按时有坚硬抵触的感觉；"满"是自觉症状，病人自觉胀满不舒。小便自利，提示病在下焦血分，膀胱气化功能未受影响。

太阳蓄水证与太阳蓄血证，其病证均为太阳表邪循经入里，出现少腹硬满。前者病在气分，膀胱气化不利，水湿内停，小便不利；后者病在血分，血热互结，扰乱神志，但小便自利。所以小便利与不利，有无精神症状，既是太阳蓄水证与太阳蓄血证的鉴别要点，也是太阳蓄血证的辨证要点。

本条中使用了倒装文法，"抵当汤主之"应接在"下血乃愈"之后。"所以然者，以太阳随经，瘀热在里故也"为自注句，说明太阳蓄血形成的病因病机。

本证瘀热互结，为蓄血的危急重证，即使表证未解，也应急救其里，治以破瘀结、泻血热，方用抵当汤。

抵当汤由水蛭、虻虫、大黄、桃仁四味药组成。大黄、桃仁为植物药，大黄可入血分，泻热逐瘀，推陈致新；桃仁活血化瘀以滑利。水蛭、虻虫为虫类药，其药性峻猛，直入血络，善破瘀积恶血。四药相合，为破血逐瘀之峻剂。

【原文】

太阳病，身黄，脉沉结，少腹硬，小便不利者，为无血也。小便自利，其人如狂者，血证谛①也，抵当汤主之。

【词解】

①谛（dì）：证据确凿。

【释义】

本条讲述蓄血发黄的辨证及治疗。

太阳病是言其表证还有，但已经发生身黄，且脉沉结，小腹硬，其人如狂，显示里热已经非常严重，并已深入血分，热毒与阴血相搏结，影响血液的正常运行，并扰乱心神，导致病人出现神志方面的症状。治当攻逐瘀热，用抵当汤。

本条脉症与上条大致相同，少腹硬满，小便自利，如狂，脉沉结，都是瘀热结聚下焦的表现。由于瘀热结滞血脉，营气不能正常敷布，可见身目发黄。此发黄必须与湿热发黄相鉴别。湿热发黄，当小便不利，其人不狂，治以茵陈蒿汤。今小便自利，说明此身黄与水湿无关，且见如狂，则蓄血证确信无疑，故曰"血证谛也"。

【原文】

伤寒有热，少腹满，应小便不利，今反利者，为有血也。当下之，不可余药①，宜抵当丸。

水蛭二十个，熬　虻虫二十个，去翅足，熬　桃仁二十五个，去皮尖　大黄三两

上四味，捣分四丸，以水一升，煮一丸，取七合服之。晬时②当下血，血不下者更服。

【词解】

①不可余药：药液和药渣一同服下。
②晬时：一昼夜的时间。

【释义】

本条讲述瘀热结于下焦的缓治法。

伤寒有热是表证仍在，表邪不解，每多循经入里，病见少腹满。若为蓄水所致，则应小便不利。今小便反利，可以推知是下焦蓄血。治当攻下瘀热，用抵当丸。

因本证仅见"少腹满"，未见少腹硬，也未见如狂或发狂，说明其病情不急，故治以丸剂，减量缓攻。

抵当丸所用药物与抵当汤相同，其中水蛭、虻虫已减1/3，且1剂分4丸，每次仅服1丸，所以1次服用量较抵当汤为小。加之以汤改丸，故其破血作用相对缓和。服药采取"煮丸之法"，连药渣一并服下，故云"不可余药"。大陷胸丸和理中丸亦是采用这种煎服法，值得研究和重视。

因丸药性缓，其下瘀血之力比汤药和缓而作用持久，故服药后"晬时当下血"，若不下者可再服。

【原文】

太阳病，小便利者，以饮水多，必心下悸。小便少者，必苦里急①也。

【词解】

①里急：小腹急迫不舒。

【释义】

本条讲述辨别水停的部位。

太阳病病人，因饮水过多，造成水气内停。若水停中焦，则小便通利而心下悸，参照原文"伤寒，汗出而渴者，五苓散主之；不渴者，茯苓甘草汤主之。"，可与茯苓甘草汤。若水停下焦，则小便不利而苦里急，即小腹拘急，治当用五苓散。

【原文】

问曰：病有结胸，有藏结①，其状何如？答曰：按之痛，寸脉浮，关脉沉，名曰结胸也。

【词解】

①藏结：藏亦作脏。脏气虚衰、阴寒凝结的病证。

【释义】

本条讲述结胸证的脉症特点。

结胸与脏结是两类不同性质的证候，结胸证是邪气与痰水结聚于胸膈引起，虽有寒热之分，但以热证为多。本条提出结胸"按之痛，寸脉浮，关脉沉"等为热实结胸的脉症特点。邪热与有形之痰水相结于胸脘，所以胸脘部按之则痛；寸脉候上，脉浮说明阳热在胸；关脉主中，关脉沉，说明痰水结于中。寸浮关沉，反映了热与痰水相结的病机。因邪结而正气不虚，脉必沉而有力。

脏结证是脏气虚衰、阴寒凝结所导致的，属虚、属阴、属寒。因结胸与脏结在临床表现有相似之处，故需加以鉴别。

【原文】

病发于阳，而反下之，热入因作结胸；病发于阴，而反下之，因作痞①也。所以成结胸者，以下之太早故也。结胸者，项亦强，如柔痓②状，下之则和，宜大陷胸丸。

大陷胸丸方

大黄半斤　葶苈子半升，熬　芒硝半升　杏仁半升，去皮尖，熬黑

上四味，捣筛二味，内杏仁、芒硝，合研如脂，和散，取如弹丸一枚，别捣甘遂末一钱匕，白蜜二合，水二升，煮取一升，温顿服之，一宿乃下，如不下，更服，取下为效，禁如药法。

【词解】

①痞：心下如物填塞，胀闷不舒。
②柔痓：汗出而项背强直，角弓反张，亦作柔痉。

【释义】

本条讲述结胸与痞证的成因以及结胸病位偏上的证治。

胃阳素旺、体质较强之人，若兼有水饮留滞，患表病而误下后，邪热内陷，与水饮相搏，结于胸膈，易成结胸证。胃阳不足、体质较弱之人，患表病而误下后，胃气愈伤，邪气内陷，结于心下，易成痞证。结胸、痞证之形成，既有因误下而致者，也有未因误下，邪气内入而成者，临床但以脉症为凭。表证下之太早，引邪入里，热入因作结胸。痞证因为体质较差，胃阳不足，无可下之理，故无下早下迟之说。

凡结胸证，必心下硬满疼痛。此处言"结胸者，项亦强，如柔痉状"，据此可知，本条所言之结胸证，除有心下硬满疼痛之外，尚有颈项强直、俯仰不能自如、汗出等类似柔痉的临床表现。是因热与水结而病位偏高，邪结高位，项背经脉受阻，津液不布，经脉失其所养所致，尚可见短气喘促等肺气不利之证。由于邪热内陷，蒸腾水液外泄，故见汗出。治以大陷胸丸攻逐水热，水热既去，心下硬满疼痛等症自可解除；津液通达，水精四布，则项部亦转柔和，故曰"下之则和"。

大黄、芒硝、甘遂三药相伍，名为大陷胸汤。今变汤为丸，又加葶苈子、杏仁、白蜜而为大陷胸丸。方中大黄、芒硝、甘遂合用，相辅相成，既可攻下邪热，又能荡涤积聚之痰水，此为本方之主要药物。因本证之邪结病位偏高，肺气不利，故加用葶苈子以泻肺，杏仁以利肺，务使肺气通利，水之上源宣达畅通，有利于高位水饮诸邪的解除。

大黄、芒硝、甘遂，药性峻利，但本方芒硝、大黄、葶苈子、杏仁四药，取如弹丸1枚，用量较小，甘遂与诸品同煮，加上白蜜的应用，可减缓峻烈的药性，攻下不致过猛，可免药过病所。

【原文】

结胸证，其脉浮大者，不可下，下之则死。

【释义】

本条讲述结胸证脉浮大者不可下。

结胸证脉当沉实有力，与心下硬满疼痛并见，方为脉症相符，攻下才可无虞。若结胸证脉见浮大无力，则是正虚邪盛之候，不顾正虚而妄下之，则犯虚虚之戒，以致正气衰亡，故曰"下之则死"。

临床也有结胸证脉浮为邪盛于表而未全入里者。若其人脉浮为表邪未解，大脉则是里实未成。这种浮大之脉，反映了表邪未尽，里邪未实，则不宜过早攻下。

【原文】

结胸证悉具，烦躁者亦死。

【释义】

本条讲述结胸证的危候。

大结胸的证候皆备，如心下痛，按之石硬，甚则从心下至少腹硬满而痛，或不大便，或舌上燥而渴，日晡小有潮热等，这反映了水热胶结，邪气盛实，病情已重。又见烦躁不安，甚则躁扰不宁，是邪结已深，正不胜邪的表现。邪盛正衰，真气散乱，攻之则正气不支，不攻则邪实不去，进退两难，预后不良。

烦躁有虚实之别，结胸早期，正气不虚，邪热互结，阳热内盛，正邪相争激烈，可见烦躁，此时当用大陷胸汤，因势利导，泻热逐水则愈。"结胸证悉具"之时，病情十分严重，若出现烦躁，则属于正不胜邪，真气散乱，神不守舍的危候，预后尤其凶险，所以说"烦躁者亦死"。

上两条强调结胸之证不能下之过早，不应下而早下，会使邪陷正伤；本条意指结胸证治当及时，待病形悉具，再议治疗则为时已晚。前后条文联系体会，其义较为完备。从中可以吸取教训，临床诊治疾病，既要谨慎行事，脉症合参，在确保辨证无误的情况下，再予治疗；亦应果断行事，抓住治疗时机，防止延误病情而失治。

【原文】

太阳病，脉浮而动数，浮则为风，数则为热，动则为痛，数则为虚。头痛发热，微盗汗出，而反恶寒者，表未解也。医反下之，动数变迟，膈内拒痛。胃中空虚，客气①动膈，短气躁烦，心中懊憹，阳气②内陷，心下因硬，则为结胸，大陷胸汤主之。若不结胸，但头汗出，余处无汗，剂颈而还，小便不利，身必发黄。

大陷胸汤方

大黄六两，去皮　芒硝一升　甘遂一钱匕

上三味，以水六升，先煮大黄，取二升，去滓，内芒硝，煮一两沸，内甘遂末，温服一升，得快利，止后服。

【词解】

①客气：此处指外来邪气。

②阳气：此处指阳之表邪，不是指正气。

【释义】

本条讲述太阳病误下的不同转归及结胸的证治。

太阳病，脉浮而动数，浮主风邪，动数主热，浮脉与数脉并见，为风邪在表，里无实邪，必见身体疼痛，故云"动则为痛"。数虽主热，但并未与有形之实邪相结，故又称"数则为虚"，是言里无实邪，而非正气亏虚。"微盗汗出"则反映阳邪较盛，且有入里之势。因为寐则卫气行于里，致使表气不固，则盗汗出。其症又见头痛发热，而反恶寒，说明表邪未尽入里，故曰"表未解也"。既然表邪未解，则不当下之。

表邪不解，本不当下，下之则曰"反"，导致了变证。下后，邪气内陷，热与水结于胸膈，故脉由数而变为迟。水热阻结于胸中，气机不通，因而"膈内拒痛"。因误下而使胃中空虚，邪反乘虚而犯胸膈，故谓"胃中空虚，客气动膈"。胸为气海，邪阻则气机不利，故见短气；邪热内扰，心神不安，故其人烦躁，甚至懊憹不安。"心下硬"反映阳热内陷与痰水相结之势已成，故治当泻热逐水，与大陷胸汤。本证非结胸证悉具，是邪实而正未虚，有治疗机会。

热为阳邪，欲从汗出外越，但因湿遏而不得外越，故见身无汗，或"但头汗出，余处无汗，剂颈而还"。湿为阴邪，可从小便而下泄，但热湿蕴结，难以下行，故小便不利。湿热不得泄越，蕴蒸于内，身必发黄。治宜清热利湿，可用茵陈蒿汤。

大陷胸汤由大黄、芒硝、甘遂三药组成，甘遂为泻水逐饮之峻药，尤善于泻胸腹之积水；大黄、芒硝泻热荡实，软坚破结。三药力专效宏，为泻热逐水之峻剂。因全方泻下峻猛，且甘遂有毒，故应中病即止，不可过服。方后注云，"得快利，止后服"，即是此意。

由于甘遂的泻下有效成分难溶于水，故作汤剂水煎服时效力较差。本方虽用汤剂，但甘遂为末冲服，则发挥了甘遂的药效。甘遂用量，为一钱匕，成注本原无匕字，因汉时有铢制而无钱制，所以当以赵本、医统本之"一钱匕"为准。今用1克左右为宜。

第三章　辨阳明病脉证并治

阳明包括手阳明、足阳明二经与胃、大肠二腑。足阳明胃腑，与脾同居中州，以膜相连，且经脉相互络属，故相为表里。胃与脾同居中州，胃主受纳，腐熟水谷，喜润恶燥，以降为顺；脾主运化，喜燥恶湿，以升为健。脾胃相关，阴阳相调，燥湿相济，升降相因，共同完成水谷的受纳、腐熟，以及营养物质的吸收、转输功能，即所谓"脾胃者，仓廪之官，五味出焉"。故胃为水谷之海，而脾胃为后天之本、气血化生之源。《素问·血气形志》谓"阳明常多气多血"，水谷代谢正常，水谷精微就能奉养周身，化生气血。

手阳明大肠腑与手太阴肺，有经脉相互络属，故相为表里。《素问·灵兰秘典论》云："大肠者，传导之官，变化出焉。"六腑之气以通为用，以降为顺，实而不能满，饮食入胃，则胃实而肠虚，食物下传于肠，则肠实而胃虚，虚实交替，腑气得以通顺，肠胃中糟粕方能及时排出体外而不滞留。

阳明病的成因主要有三。一是病邪因素：感受温热之邪，或风寒之邪化热化燥，以致胃肠干燥而成。二是体质因素：平素津液不足，胃肠偏热，加之夹有宿食，而形成肠腑燥实证。三是治疗因素：发汗、催吐、利小便太过，耗伤津液，或发汗不彻，邪不外解，均可诱发阳明病。太阳病失治或误治，伤津耗液，以致胃中干燥而转属阳明者，称为"太阳阳明"者即是；少阳病误用发汗、利小便，伤津化燥而成阳明病者，称为"少阳阳明"者即是；由于素体阳盛，或有宿食，或为燥热所感，病证直从阳明化燥而成阳明病，称为"正阳阳明"。此外，三阴病阴寒之邪郁久，或少阴热化证伤津化燥及寒化证阳复太过，亦可转属阳明而成阳明病。

【原文】

问曰：病有太阳阳明，有正阳阳明，有少阳阳明，何谓也？答曰：太阳阳明者，脾约①是也；正阳阳明者，胃家实②是也；少阳阳明者，发汗、利小便已，胃中燥烦实，大便难是也。

【词解】

①脾约：因胃热肠燥，津液受伤，脾的输布功能受到胃热的制约，导致肠中干燥、大便秘结的病证。

②胃家实：胃与肠中有燥热等实邪。《伤寒论》中"胃家"包括了胃与大肠两方面。

【释义】

本条讲述阳明病的成因与来路。

阳明病以燥烦实为特征，其成因有多种。本条主要是从三阳病的发生规律及其相互传变而论，提出三种成因：①太阳阳明是指阳明病由太阳转属而来。太阳主表，表病误治失治，病邪入里化热，导致胃热肠燥，损伤津液，约束脾土的转输功能，形成大便秘结的阳明腑实病证。此类病人多因素有胃热肠燥，外邪易于化热化燥而入里，脾阴被燥热约束，不能为胃行其津液，形成腑实便秘，故又称本证为"脾约"。"脾约"为阳明病的证候之一，原文"趺阳脉浮而涩，浮则胃气强……"有专门讨论。②正阳阳明是由阳明本身病变为主所形成的胃家实证，其形成有两种可能。其一，如成无己所说："邪自阳明经传入府者，谓之正阳阳明"；其二，为宿食化热成燥，由燥成实。总之，凡是未经太阳或少阳的传经过程而形成的阳明病，均为正阳阳明。然而，"未经太阳或少阳的传经过程"并不排除外邪直犯阳明，因胃阳亢盛之人，易感燥热之邪，与积滞相搏，阻滞肠道，而成燥热里实、腑气不通之候，即"胃家实"是也。"胃家实"与提纲同义，故可与提纲互参。因燥热发自阳明者，更具有明显的阳明病特征，故与提纲并论，互相发明，而非提纲之外另有"胃家实"也。③少阳阳明是由半表半里热证进一步发展，转化为阳明里热实证。少阳主相火，治宜和解清热，如误用发汗、利小便等法，重伤津液，则火热易于化燥，归并阳明。胃肠受燥热搏击，必不能传化，壅而成实，大便不通，即"胃中燥烦实，大便难是也"。"大便难"为阳明病的主要症状之一，可与"胃家实"对勘。

本条是相对而言的描述方法，不能绝对看待。也就是说，不论是太阳阳明，还是正阳阳明，亦或少阳阳明，其所成之证候，均有"脾约""胃家实""大便难"之可能，读者不得以词害意，更不得以固定来路而限制其病证。参考后文相关条文之阳明病，缘于太阳病汗下之后，其证有"不更衣，内实，大便难"等，可资为证。如果将三者相互比较，当以正阳阳明的证候为最重，太阳阳明和少阳阳明则稍次之。这也仍是相对而言，不能绝对看待。

【原文】

阳明之为病，胃家实是也。

【释义】

本条为阳明病提纲。

宋版将此条列为阳明篇第二，而《金匮玉函经》《千金翼方》则以此条冠于阳明篇之首，后世注家多谓此条为阳明病提纲。阳明胃腑为水谷之海，多气多血，又位居中焦，主土，万物所归，无所复传。若阳明化燥，则积滞尽归中土，留而不传；或燥热炽盛，充斥全身，均系实证，故历来以此条为阳明病提纲。

胃家，包括足阳明胃和手阳明大肠。《灵枢·本输》谓："大肠、小肠，皆属于胃。"盖胃腑下连小肠、大肠，俱为传化之腑，更实更虚，生理功能彼此密切配合，故在功能上大肠小肠亦皆属于胃。实，为邪气实，《素问·通评虚实论》谓"邪气盛则实"，但此处也寓有正邪抗争有力之意。盖阳明主燥，邪入阳明，多从燥化。燥化则邪热炽盛，津液受伤。其为病有二：一是燥热亢极，充斥全身内外，症见大热、大渴、大汗、脉洪大等，此时胃肠虽无积滞，但邪热炽盛。《素问·热论》描述阳明病为"身热，目疼而鼻干，不得卧也"。二是燥热之邪与胃肠宿滞相搏，结为燥屎，以致肠道不通，见腹满硬痛、不大便，甚或谵语、潮热等，形成腑实热结。以上阳明燥热之邪充斥，以及肠道燥结不通，皆为邪气实，故阳明病以"胃家实"为提纲。

提纲者，提挈一经病证之纲领也。张仲景列六经之提纲，多以脉症论病机，而此处却以病机推脉症，这并非体例不严格，而是要使读者广开思路，避免偏见，以掌握辨证之要点。"胃家实"反映了阳明病的病变部位与病变性质，是对阳明病主要病机及病证的高度概括，这对于揭示阳明病的病机实质确有帮助。因阳明燥化太过，易于形成燥热实证，为阳明病之特征，故标于提纲之中，以明确疾病本质，能一语破的。这并不意味着阳明病只此一种病情，它还有湿热证、瘀血证、虚寒证。任何脏腑的功能都有太过与不及，其感受的病邪，既有燥热，也有寒湿，故其为病，亦有胃中虚冷与阳明中寒等。要全面认识阳明病的实热证与虚寒证，既不可因阳明病提纲的"胃家实"而否定虚寒证，也不可以胃虚寒证而怀疑燥热实证为阳明病的主要特征。对"胃家实"要灵活看待，这就是所谓"心有灵犀一点通"。

【原文】

问曰：何缘得阳明病？答曰：太阳病，若发汗，若下，若利小便，此亡津液，胃中干燥，因转属阳明；不更衣①，内实②，大便难者，此名阳明也。

【词解】

①不更衣：不大便。更衣，即换衣服。古人上厕所后有更换衣服的习惯，所以"更衣"是对大便的雅称。

②内实：指肠道有燥屎结滞不下。

【释义】

本条讲述太阳病误治伤津而转属阳明病。

阳明病的成因不一，前面已有说明。本条进一步讨论太阳病转属阳明的过程及其机制。

太阳病若汗不得法，或错误地用了泻下与利小便的方法治疗，不仅其病不解，反而伤亡了津液。阳明主燥，喜润而恶燥。胃为水谷之海，亡津液者，首先伤亡肠胃的津液，以致肠胃干燥，大便不下，而转属为阳明病。转，是指病证中太阳向阳明的转变；属，是指病变已归属于阳明，意味着阳明腑实已成，燥屎结于肠胃，腑气不通，所以"不更衣"。因古人上厕所有更衣的习惯，故"不更衣"即不大便的雅称。"不更衣""大便难"是言证候，"内实"是对病变实质的概括。由于见到以上证候即可确诊为阳明病无疑，故曰"不更衣，内实，大便难者，此名阳明也"。

太阳病发汗，原属正治之法，为什么会转属阳明呢？因为发汗总以遍身微似有汗者为佳，而实际使用过程中却常有太过与不及。若发汗不当，则祛邪之法反成引邪入里之弊。汗出津伤，更兼邪气入里，则易于化燥而转属阳明。或应汗反下，更易引邪入里，促使病邪化热化燥。或利小便而损伤津液，也促使病邪化燥化热而入里。燥热与糟粕相搏，致腑气结塞不通，而为阳明病。是误治虽有不同，而病情转归则一。推而论之，不拘误治与否，亦不拘何种误治，只要病情演变，化热入里，形成燥热实证，便是阳明病。

【原文】

问曰：阳明病，外证①云何？答曰：身热，汗自出，不恶寒，反恶热也。

【词解】

①外证：表现在外的证候，包括病人表现出的症状及体征。

【释义】

本条讲述阳明病外证。

上条论述了阳明病的成因及其内实的见证，本条接以补充阳明病的外证。外证与表证含义不同，表证是对邪在肌表的所见脉症的概括，具体指太阳病，而外证则是里证表现于外的证候。里热外达，外证必见身热。三阳受邪虽俱见发热，但热型各有不同。太阳病为邪伤荣卫，阳郁于体表，故见"翕翕发热"；少阳病为邪在半表半里，正邪纷争，故见"往来寒热"，而阳明病则为邪结于里，热由里向外腾达，故表现为"蒸蒸发热"，即像炊笼之热气腾腾。若以手扪病人皮肤之热比较，太阳病初扪尚觉灼手，但扪之时久则热度渐逊，而阳明病之热，则扪之愈久，热感愈甚，以此可作临床鉴别。阳明里热外蒸，逼迫津液外泄，必见汗出，故汗出亦为阳明外证之一。六经为病见汗出者，非仅阳明一经。太阳病中风证有自汗漐漐；少阳病有合目汗出，少阴病亦有因阳虚不能固表的自汗出等，但均不及阳明病汗出为甚。阳明病由于里热炽盛，不断地向外发越透达，迫使津液大量外泄，而表现为汗出连绵不断，所谓"阳明病，法多汗"，其理即在于此。阳明病的汗出虽有一定的散热作用，但其热并不因汗出而退，这又与太阳表证之热随汗解不同。"不恶寒，反恶热"是阳明病与太阳病以及少阳病的鉴别要点。病在太阳，发热与恶风寒同时并见；邪在少阳，正邪交争于半表半里，故寒热往来；而阳明则由于热结于里，里热外达，表里俱热，故不恶寒、反恶热，此乃阳明确实不移之候。盖不恶寒，则表证已罢，悉入阳明，并与三阴无关。恶热之前加一"反"字，是画龙点睛之笔，可将太阳之恶风寒与阳明之恶热的本质揭示无遗。

或谓三阴病证有时也可发热，然而三阴证之发热者，不外以下几种情形：其一，三阴证兼表，有发热恶寒之可能，然必与阴寒证并见；其二，少阴、厥阴热证，以邪从热化，故有发热，然必与该经证候齐发；其三，少阴、厥阴之阳气未复，于厥利脉微诸证中，见发热，四肢转温等，是病情向愈之佳兆；其四，阴盛格阳，或阴盛阳脱证，以其残阳外扰，而有假热外见。这些发热，与阳明燥热有性质上的不同，是不可同日而语的，必须予以严格鉴别，切勿混淆。

阳明燥热反映于外的证候，表现多端，何以确定以上诸证为外证？如上所述，此证足以独立于其余五经之外，并完全具备阳明特征，为外邪深入阳明化热化燥之标志。换言之，凡具此证者，皆可称为阳明病。至若潮热、谵语之类，亦为阳明外见之象，于外证中不加标明者，是因病情显著，已入危重之期。若必持危重证毕见，方识阳明面目，岂不晚矣？

【原文】

问曰：病有得之一日，不发热而恶寒者，何也？答曰：虽得之一日，恶寒将自罢，即自汗出而恶热也。

【释义】

本条讲述阳明病初起恶寒。

据上条所述，阳明病外证本应见身热、汗自出、不恶寒、反恶热。而今"病有得之一日"，即阳明病初起，却见不发热而恶寒。这说明疾病的变化是复杂的，其临床表现既有普遍规律，也有特殊性。据本论所载，阳明病而见恶寒证的有两种情况：一种情况是由于阳明内热蒸腾，大汗出使腠理开泄，卫表不固而见背微恶寒者；另一种情况即本条所述，在阳明病初起阶段，亦即经表之邪欲向阳明之里传变，而又未完全入里之时，由于经表仍有邪气，故亦可见短暂恶寒。但由于阳明里热业已开始形成，故这种恶寒的时间不长，很快就将自行解除，而出现身热、自汗出、不恶寒、反恶热等阳明病的典型证候。

"病有得之一日"是病程尚短，为阳明初感外邪之时。唯其初感，病证尚在演变过程之中，故有不典型证候，即不发热而恶寒。从形象而言，此时虽有轻微恶寒，但常兼舌红、烦躁之象，故不同于太阳病之啬啬恶寒，亦非三阴病之形寒怕冷。从过程而言，阳明病初起恶寒，一般为时短暂，往往不经治疗，迅速自行消失。从病机而论，病入阳明无非燥热。既属燥热，何以恶寒？盖外邪初入阳明，气机闭遏，未得伸展，故有短暂的轻微恶寒现象。阳明燥化较为迅速，故已入之邪旋即化燥；未入之邪可继续深入，无须多时，则阳明燥热明显，其本象发露于外，则恶寒自行解除，即自汗出而恶热也。据本条全部演变过程来看，病至自汗出而恶热阶段，诊断为阳明病，应无疑难。然则初时恶寒而有热象隐伏其中之时，亦能知其阳明病将至，提高预见性，才是明智之举。

【原文】

问曰：恶寒何故自罢？答曰：阳明居中，主土①也，万物所归，无所复传，始虽恶寒，二日自止，此为阳明病也。

【词解】

①主土：根据五行学说，土是五行之一，土的方位在中央，脾胃同属于土，所以有阳明居中主土的说法。由于脏腑生理功能及病理机制不同，所以又有脾属己土（阴）、胃属戊土（阳）的区别。

【释义】

本条讲述阳明病恶寒自罢的机制。

本条接上条论述阳明病恶寒自罢的机制。恶寒为什么会自行解除？张仲景以五行学说解释了病变机制。阳明居于中焦，按五行属性，归类属土，这就是"阳明居中，主土"的意思。阳明胃是五脏六腑之大会，为水谷之海，营卫气血生化之源，其性能就如五行的土一样，既能长养万物，也是万物之归宿，故曰"万物所归"，这主要是从生理方面来讲的。若就病理而言，邪传阳明，形成燥热结实，燥屎留而不去，此即所谓"无所复传"。也就是说，胃家之实，别无去路。以此说明有形之邪在胃腑凝结的时间较长，有六七日、八九日，甚至直到津液亏耗、正气受伤、生命垂危之时，其主要矛盾仍为阳明胃腑之燥热实证。

正因为阳明病初得病时，阳郁不伸，故可见短暂的轻微恶寒，待里热外发，则恶寒自止而转见汗出恶热之证。这种"始虽恶寒，二日自止"的证情，正反映了阳明病的特点，据此即可确立诊断，故曰"此为阳明病也"。

本条所论病机，属于阳明燥化，故不论时间长短，恶寒皆得自罢，而见阳明特征。其时间长者，变化过程明显，易察易觉。其时间短者，变化过程匆匆而过，前后病情似乎一体，难以辨明，故特设问答以明之。病初恶寒，其迅速自罢者，为阳明燥气偏胜，太阴湿气不及，不能滋润胃燥，故燥热亢极，有如焦燎之势。有热邪发自中焦者，其化热化燥更速，则恶寒必将自罢。阳明中土为"万物所归，无所复传"，是揭示阳明病变化的主流，即阳明病演变的一般规律。如果清下太过，损伤阳气，也有传陷三阴之可能，并非一概不传。

【原文】

本太阳，初得病时，发其汗，汗先出不彻①，因转属阳明也。伤寒发热无汗，呕不能食，而反汗出濈濈然②者，是转属阳明也。

【词解】

①不彻：不透彻。

②汗出濈濈然：汗出浸湿貌。

【释义】

本条讲述太阳病汗出不彻及伤寒邪热亢盛均可转属阳明。

本条可分两部分来读。第一部分说明当太阳病初起之时，汗而发之，本为正治之法，然而汗出不透彻，病邪入里化热，归于阳明，故曰"因转属阳明"。何谓汗出不彻？如汗出过少，或为时过短，或乍出乍收，或微汗而未至遍身漐漐等皆属之。如此即不能达到腠理宣畅，正气鼓邪外出，邪去人安之目的。病邪稽留，随胃气偏盛，而转入阳明。第二部分说明太阳伤寒发热无汗，按治法亦可汗而发之。所谓体若燔炭，汗出而散，而原文未及发汗与否，是病转阳明，未经误治可知。大凡病邪传变，在阳旺者，多入三阳之腑；阴盛者，多入三阴之脏。今阳旺而入阳明之腑，何以明之？盖初病即呕不能食，则胃阳偏旺，气逆而不受纳之机，已隐伏其中。本来无汗，而至反汗出濈濈然，是必太阳之恶寒已罢，而见发热汗出、不恶寒、反恶热等，则病证悉入阳明无疑。

【原文】

伤寒三日，阳明脉大。

【释义】

本条讲述阳明病主脉。

"伤寒"应理解为广义伤寒。三日亦约略之数，言其经过一段时间，不可依日程而计传变之期，是否传至阳明，要以脉症为据。"脉大"，是言脉形宽阔洪大，其势如波涛汹涌。阳明胃为水谷之海，多气多血，阳气最盛，病入阳明，正邪斗争有力，正盛邪实，阳热亢盛，气血鼓动于外，故脉应之而大。"大"为阳明主脉，故诊得脉大，而知燥热之盛于中也。《素问·脉要精微论》曰"大则病进"，王冰注云"大为邪盛，故病进也"。此虽不专为阳明病立言，然阳明病邪盛正实而脉大，与此相符。阳明无形燥热充斥，内外鼓动，则脉之将至，犹洪水拍击，因见洪大滑数之象。由于病程短，邪陷时间不长，仍在阳明气分，而未与糟粕凝结，故仅为弥散之热而尚未敛结成实，故只能见到洪大之脉，而不能见到实脉。洪大脉与实脉不同，李濒湖做了比较，"洪脉来时拍拍然，去衰来盛似波澜，欲如实脉参差处，举按弦长愊愊坚"，说明洪脉是浮取有力，脉形宽大，而实脉则是举按皆有力，脉形弦长。

【原文】

伤寒，脉浮而缓，手足自温者，是为系在太阴。太阴者，身当发黄，若小便自利者，不能发黄。至七八日，大便硬者，为阳明病也。

【释义】

本条讲述太阴病转属阳明的临床特征。

本条论述太阳与太阴、太阳与阳明的脉症鉴别，说明阴阳病证有出入转化之机，并重点讨论太阴病转属阳明的临床特征。

太阳表实证之伤寒，当见脉浮而紧。若见"脉浮而缓"，即脉由紧变缓，说明太阳之寒邪已经化热。表邪化热则脉变缓而有入里之机，入里又有阴阳之别，入阳明少阳者为阳也，入少阴太阴者为阴也。入何经都有其特殊的证候表现，是为辨证之根据。如果见有口苦、咽干、目眩、心烦喜呕、嘿嘿不欲饮食为传于少阳；如见有一身手足尽热、烦躁、汗出而渴的为转入阳明；如见有脉微细，但欲寐则为传于少阴。今见手足自温而身不发热，又手足不厥冷的，则知是脾经有热的表现，故谓"系在太阴"。系者，联系之意。这里讲的是太阳之邪化热入里而联系于太阴。

太阴为阴土主湿。若脾经热邪影响运化水湿的功能，则热与湿合，湿热蕴郁熏蒸，"身当发黄"。言外之意，必见无汗、小便不利等症。如果小便自利，说明湿有出路，故"不能发黄"。若湿去热留，至七八日，太阴之热不解，外出阳明，从燥化而见大便硬者，则是太阴转出阳明，形成了胃家实证，故"为阳明病也"。

本条反映阴阳表里病证在其发展过程中，依据一定条件可以相互转化，表证可以入里，里证可以出表；阳病可以转阴，阴病亦可以转阳，这种相互转化的规律，在六经病中具有普遍意义。

【原文】

伤寒转系阳明[①]**者，其人濈然微汗出也。**

【词解】

①转系阳明：转入阳明。

【释义】

本条讲述伤寒转入阳明的症状。

本条以"伤寒"二字冠首，未必专指太阳伤寒，应理解为广义伤寒，即外感热病的总称。凡病转阳明，皆得濈然汗出，非独太阳。伤寒转入阳明，必然燥热蒸迫津液，出于肌腠，故汗出为阳明病的特征之一。濈然汗出，是形容持续微汗貌。本条文字简略，言阳明主证，仅及濈然微汗出一端，须知阳明之汗，必然发热不恶寒，反恶热，否则即令汗出，未必便是阳明。此外，若属阳明无形燥热，多伴口渴，脉洪大等；若属燥热与有形之积滞相搏，多伴腹满硬痛、不大便、潮热谵语等，故需前后互参，综合全部脉症辨析，方能准确无误。

【原文】

阳明中风，口苦，咽干，腹满微喘，发热恶寒，脉浮而紧，若下之，则腹满小便难也。

【释义】

本条讲述阳明病忌下之太早。

阳明中风乃为阳邪所伤，而与伤寒不同。阳邪伤人，易于化热。阳明在外之邪不解，故见发热恶寒、脉浮而紧。这里需要指出的是：阳明之脉浮紧与太阳之脉浮紧不同。太阳脉浮主表、紧为寒，即风寒伤于体表的脉象；而阳明脉浮表示在外之邪不解，紧主里实，故其人必大便秘结。治应先解其表，后攻其里，或者表里两解。倘若以其有腹满微喘、大便秘结之里证，而忽视寒热脉浮之表证，急用泻下之法，则为下之太早。下之太早，则使在外之邪乘机内陷，聚集于里，而使病情加重。热更盛，里益实，故腹满不解；热盛津伤，则小便难。

有的注家认为本条是三阳合病，即发热、恶寒、脉浮紧为太阳病，口苦咽干为少阳病，腹满微喘为阳明病。虽对病证的解释有所不同，但对不能过早使用下法的认识还是一致的。

发汗与泻下是两种不同的治法，病在太阳之表宜汗，病在阳明之里宜下。前人谓伤寒下不厌迟，汗不厌早，是根据伤寒病的特点总结出来的经验之谈。说明及时解除表邪，使之不至于内传，故要早发汗，而当有表邪存在，或里犹未成实之际，则又不宜下之过早，以防引邪入里或损伤脾胃阳气。不当下而妄下之，必正虚邪陷，津液损伤，而使腹满加重，小便难也。

【原文】

阳明病，若能食，名中风；不能食，名中寒。

【释义】

本条讲述辨别阳明中风与中寒。

胃主受纳与腐熟水谷。因此，胃有寒热则必然反映到饮食方面来。阳明中风，风为阳热之邪，热则消谷，故"能食"；若中寒，寒为阴邪，易伤胃中阳气，胃阳受伤则不能腐热水谷，故"不能食"。

阳明病的来路有二：一为传经之邪，另一为本经受邪。一般认为，传经之邪多为化热之后而传于阳明；本经受邪则不然，可受于热，亦可中于寒。本条以饮食情况来辨寒热，主要是针对阳明自身受邪而言。然而，辨证的指导思想应该是：外因是变化的条件，内因是变化的根据，外因通过内因而起作用。因此，无论是传经还是自受，归根到底是与人体胃气的盛衰有关。

胃为水谷之海，以其阳气充足而能纳食、腐熟。病入阳明，损伤胃气，影响纳谷，故可从能食、不能食来探测胃阳之盛衰、胃腑之冷暖、胃气之强弱，此法既朴素又灵验。在阳明中风者，风为阳邪，主乎动，胃阳为之鼓动，故能进食。然毕竟由阳邪所致，故能食者，并非平人能食，就临床表现而言，约有数端：其一，病邪不重者，饮食大致如常；其二，病重者，纳食虽不能与平人相比，但较诸寒证，则尚能进食而已；其三，胃中邪火亢盛，鼓舞胃肠，故善饥，此为消渴，属杂病范畴，非外感所致。总之，风热之邪侵犯胃腑，饮食情况大抵如此，概以能食名之。在阳明中寒者，寒为阴邪，主乎静，又因寒踞胃腑，其阳必衰，阳衰不能消谷，故不能食者，名中寒。

【原文】

阳明病，若中寒者，不能食，小便不利，手足濈然汗出，此欲作固瘕[1]，必大便初硬后溏。所以然者，以胃中冷[2]，水谷不别[3]故也。

【词解】

①欲作固瘕：即将作固瘕而未成，是因胃中虚冷、水谷不消化而结积所形成的一种病患，其特征为大便初硬后溏。

②胃中冷：胃中虚寒。

③水谷不别：大便中有不消化的食物与水液杂下，因水湿不能从小便而去，导致与不消化谷物相混。

【释义】

本条讲述辨阳明中寒欲作固瘕及其发生机制。

阳明中寒，胃中必冷，腐熟无权，故不能食。然阳明胃与太阴脾以膜相连，同居于中焦，病变常相互影响。胃寒及脾，脾运失职，水谷不别，清浊不分，则见小便不利，大便溏泻而水谷夹杂。由于胃中冷，寒气凝结，则又可见大便初硬后溏而"欲作固瘕"。"固瘕"为证候名，固则定而不移，瘕寓假象，时聚时散，此乃欲作而未作之证。欲作者，言其脾胃有寒，谷食不化，寒主凝敛，有将作之势也。未作者，终因水谷混杂，清浊不分，大便初硬后溏，尚可排出故也。反映其阳虚不能化的特点，与阳明的燥热实证有本质区别。阳明主四肢，四肢为诸阳之本，胃阳虚不能敛摄津液，故手足渗出冷汗而濈濈然。"以胃中冷，水谷不别故也"，是对小便不利、大便初硬后溏等症的病机概括，指出以上诸症，皆因胃脾虚寒、腐熟运化无权所致。

此言胃中虚冷，手足濈然汗出，而阳明腑实亦有手足濈然汗出，何以别之？曰：彼之濈然汗出，根源在阳明燥实，其症虽或不能食，然腹满硬痛，不大便，小便数，甚或潮热谵语、舌苔黄燥、其脉沉实，自是热实之象。此之手足汗出，根源在胃中虚冷，以水谷不别、不能食为主症，且小便不利、大便初硬后溏、苔白脉弱，自是寒冷之证。

【原文】

阳明病，初欲食，小便反不利，大便自调，其人骨节痛，翕翕如有热状，奄然①发狂，濈然汗出而解者，此水不胜谷气②，与汗共并，脉紧则愈。

【词解】

①奄然：即突然。

②谷气：一般指水谷之精气，此处指人体之正气。

【释义】

本条讲述辨阳明病水湿郁表。

阳明病中寒，本不能食。今欲食者，说明寒去而胃阳得复。若阳复太过而从燥化，则小便数多而大便当硬，今小便反不利而大便自调，说明湿热内蕴而未成燥实。湿留关节，筋脉不利，故骨节疼痛；湿热郁蒸，则"翕翕如有热状"。由于胃阳得复，正气充盛，能驱邪外出，湿热邪气得以外越，其人则可突然狂躁、濈然汗出而愈。"此水不胜谷气"，是作者对本病自愈机制的概括说明。阴不胜阳，有胃气为盾，故其病向愈。

本条承阳明中风之意，伸言水湿郁于肌肉骨节，犹是表浅之证。阳明初病欲食，是为阳明中风，知胃气尚强；大便自调，知腑中尚未结实。就一般而论，若小便自利，则湿有出路，阳明虽受风邪，而无水湿之患。今小便不利，则水湿停留，复因风邪所激，则水湿郁于表分，而流注肌肉关节，故有骨节或肌肉疼痛。水湿停留，外不能发泄，内不能通利，但郁蒸于表，化而为热，故翕翕如有热状，此为水湿郁于肌肉关节所致，脉必不浮，亦无恶寒等症。因病人胃气尚强，腑中亦无燥结，正气抗邪，正邪激烈交争，心神一时为之扰乱，故奄然发狂，为时暂短，狂躁后，必然汗出邪解，则诸症随之而愈。其汗出者，乃正胜邪却之象，亦水湿得以宣泄之机，故曰"水不胜谷气，与汗共并"。"脉紧则愈"是补述正邪交争时之脉象，为正气振奋、驱邪有力之反映。

关于"脉紧则愈"，历代医家认识不同，有的认为，紧言脉象有力，是邪去正复的标志，故脉紧则愈；也有的认为，寒邪为病，多见紧脉，今胃阳来复，阳能胜阴，故当为"脉紧则愈"；还有的认为，脉者，血脉也，因阳气得复，血脉紧，因而外邪不入，故病愈等。尽管诸家见解有所不同，但就其正胜邪却这一点来讲，则是一致的。

【原文】

阳明病，欲解时，从申^①至戌^②上。

【词解】

①申：15 ～ 17 时。
②戌：19 ～ 21 时。

【释义】

本条指出阳明病欲解时。

申至戌是指申、酉、戌 3 个时辰，即现在的 15—21 时。这段时间，正是太阳落山前后的 6 个小时。自然界的阳气由午后的隆盛状态，逐渐衰减下来。阳明病本属阳热过亢之实证热证，此时在里之邪热也顺应自然界阳气之衰减而下挫，有利于泄热于外，故为阳明病欲解时。

通常认为：阳明胃属燥金。金气旺盛之时，在于酉时前后。六经之气均有旺时，且与自然界六气相应。"从申至戌上"这段时间，人体正气可借助于自然界旺气而有利于阳明病外泄。古人常从"天人相应"的角度认识人体的生理功能和病理变化，但论述得比较抽象。张隐庵曾经对此做过解释："日西而阳气衰，阳明之所主也。从申至戌上，乃阳明主气之时，表里之邪欲出，必随旺时而解"，此说有助于加深对本条文的理解和认识。

【原文】

阳明病，不能食，攻其热必哕^①。所以然者，胃中虚冷故也。以其人本虚，攻其热必哕。

【词解】

①哕：呃逆呕吐。

【释义】

本条讲述胃中虚冷及误下后的不良后果。

阳明病不能食，本为胃中有寒所致。若误认为是胃家实热，用苦寒药攻之，则必使中气更虚，胃寒益甚。胃寒气逆则发生呃逆呕吐之变，即所谓"攻其热必哕"。"所以然者，胃中虚冷故也。以其人本虚，攻其热必哕"为自注句，说明产生哕证的原因。这里有两方面的因素：一是胃中虚冷，属于内因；二是外受寒邪或治以寒凉药物，内外合邪，使寒者更寒，胃气上逆，则成哕逆。

阳明病"不能食"：有的属于燥屎阻塞，腑气不通；有的属于胃中虚冷，不能纳谷。情形较为复杂。本条之"不能食"，属于胃中虚冷，从"攻其热必哕"可知。如果不能食因于燥热结实，攻其热必胃气因和而纳食。今攻其热反发哕逆，知胃气本为虚冷，攻之更伤其气，故"不能食"而"哕"。阳明腑实证也有"不能食"，但与本证大有区别，除不能食外，当有腹满硬痛、不大便、潮热、谵语、脉沉实、苔黄燥等，如原文"阳明病，谵语，有潮热，反不能食者，胃中必有燥屎五六枚也"，应予以鉴别。

【原文】

阳明病，脉迟^①，食难用饱，饱则微烦，头眩^②，必小便难，此欲作谷瘅^③。虽下之，腹满如故，所以然者，脉迟故也。

【词解】

①脉迟：脉搏跳动缓慢。

②头眩：头昏眼花。

③谷瘅：瘅通疸。因水谷湿邪郁滞而导致的黄疸。谷瘅根据其性质有湿热与寒湿的区分，此处指后者而言，即寒湿黄疸。

【释义】

本条讲述寒湿郁滞欲作谷疸。

阳明病脉迟，迟主寒，为阳明中寒之象。本证脉迟腹满，系中阳不足，寒湿内阻所致。如因腹满而误下，则中焦更受损伤，而腹满如故。由是言之，寒湿之脉迟，必迟而无力。一般来讲，阳明中寒本不能食，此虽能食，但不能饱食，即所谓"食难用饱"，说明胃气虚寒，腐熟无权。若强求饱食，则虚弱的胃气就会被谷气抑制，胃气郁遏，水谷不能化生精微物质，而反变生湿邪。寒湿凝滞，影响气机升降，胃气壅遏，则发微烦；清阳不能上荣头目，则头眩；下焦之气不行，水道不通，则小便难。寒湿郁滞不化，久之则有可能发生黄疸，故谓"此欲作谷瘅"。欲作，是将作而未作之意。据《金匮要略》所述，谷疸生于脾胃，因"风寒相搏……谷气不消，胃中苦浊，浊气下流"所致。发黄有多种原因，但因湿邪蕴郁而发者，常有两种。一是湿热熏蒸，发为阳黄；二是寒湿郁滞，发为阴黄。据上述脉症，此之谷瘅当属阴黄。寒湿发黄，应治温中化湿，兼以渗利。若因其微烦、腹满等而误认为是阳黄，妄用苦寒泻下，则不仅不能祛除寒湿病邪，反而还会更伤脾胃阳气，使寒湿郁滞更甚，故曰"虽下之，腹满如故"。从"腹满如故"可知，前证中有腹满，下后腹满不仅不减，反而更加严重。为什么欲作谷瘅的腹满不能用泻下？其原因就在于本证属于脾胃阳虚而兼有寒湿凝郁。"所以然者，脉迟故也"，是通过脉象探测病机，借以申明寒湿发黄不可下的道理。

【原文】

阳明病，法多汗，反无汗，其身如虫行皮中状者，此以久虚故也。

【释义】

本条讲述以有汗与无汗辨阳明病之虚实。

阳明病，一般是指胃肠燥热实证。胃为水谷之海，是津液化生之源。阳明热盛，蒸腾津液外越，必见濈濈然汗出，或大汗出，故汗出被列为阳明病的重要外证之一。三阳为病，均有发热、汗出，但各有各的特点。太阳病见汗出者，为中风表虚证；无汗者，为伤寒表实证。阳明病"法多汗"，是讲阳明热实证的一般规律是多汗，而今无汗，故曰"反"。阳明病无汗，常见于以下两种情况：一是湿热蕴郁，不能泄越，而致发黄，可见无汗或仅头汗出而身无汗；二是本条所述，因阳明气虚，水谷无以化生津液，则无以作汗。因虚不仅无汗，同时还有"身如虫行皮中状"之感。"皮中"，即皮肉之间。阳明之气主肌肉，阳明气虚，津液不足，无以作汗，热邪不能透发外出，壅遏于肌表，故身痒"如虫行皮中状"。因为中虚并非短期形成，故曰"此以久虚故也"。

《伤寒论》中二阳并病，也有身痒证，与此条病机不同。彼证身痒，虽曰二阳并病，而阳明里热不重，因发汗不彻而邪郁肌表，太阳证候未罢，其身痒之机制，重在表郁不宣，故宜小发其汗。此证无太阳之表，而属阳明之里，但以久虚无汗，热不透达而身痒，故不可发汗，而宜清热益气生津。

阳明病无汗，尚有兼太阳之表未罢以及湿热熏蒸发黄者，需作鉴别，不得概以久虚论之。

【原文】

阳明病，反无汗，而小便利，二三日呕而咳，手足厥者，必苦头痛；若不咳，不呕，手足不厥者，头不痛。

【释义】

本条讲述阳明虚寒夹寒饮上犯。

阳明病法多汗，本于燥热，而反无汗者，则非虚即湿。今小便利，说明三焦水道通利，可知本证非湿郁之患，而属阳明虚寒。阳明虚寒，腐熟无权，则易生水饮。寒饮上犯，使胃气上逆则作呕；使肺气不降则作咳；上蒙清阳则头痛；胃气虚寒，不能充养四末则手足厥冷。然而阳明胃气，毕竟还没有一蹶不振，若阳明气虚不甚，内无寒饮，则不呕、不咳、手足不厥，头也不痛。

三阳病均有头痛，太阳头痛以头项为主，且伴发热、恶寒、脉浮等；阳明头痛，以额颅为主，属寒饮者，其证如本条所述；少阳头痛，多在两侧，且伴口苦、咽干、目眩或往来寒热等症状。

【原文】

阳明病，但头眩，不恶寒，故能食而咳，其人咽必痛。若不咳者，咽不痛。

【释义】

本条讲述阳明热邪上扰。

足阳明胃脉之支，从大迎前下人迎，循喉咙。手太阴肺经起于中焦，下络大肠，还循胃口，上隔属肺至喉部。可见肺与胃以经脉相连，关系非常密切。若阳明内有邪热，热邪上迫于肺，肺失清肃则咳，热邪循经上咽喉，则咽喉作痛。上条阳明有寒，则寒饮上犯清阳而苦头痛；本条阳明有热，易动风阳，上扰清空，故头目眩晕。阳明热盛于内而蒸腾于外，故不恶寒。阳明热盛，能消磨水谷，故能食。

本条实为阳明热证的补充，与上条比较：从病因病机来讲，一为虚寒夹饮上犯，另一为实热夹风上扰。从症状表现来看，一为不能食，另一为能食；一为手足厥冷，另一为不恶寒；一为苦头痛，另一为但头眩。两相对比，可加深认识。

【原文】

阳明病，无汗，小便不利，心中懊憹者，身必发黄。

【释义】

本条讲述湿热发黄的成因及先期症状。

阳明病无汗，或因于虚寒，或因于湿郁。本条所论乃阳明之热被湿邪所郁遏，湿热纠缠，难解难分，热不得越，湿不得泄，故身无汗；或即使是有汗，也只是头汗出，剂颈而还，余处无汗。湿热蕴郁于里，三焦水道不通，故小便不利。湿热蕴郁内扰，故心中懊憹而烦郁特甚，若湿热不解，蕴郁熏蒸，影响胆液的正常排泄，则身必发黄。湿热发黄之因，在于湿热交阻而不能泄越，故这里的"无汗，小便不利"既是证候，又足以说明病因病机。心中懊憹是湿热蕴郁不能泄越的必见证，故亦常是湿热发黄的前驱证候。

阳明主燥化，燥热亢盛，逼迫津液外出，则多汗；汗多而小便利，其病多易燥化，而不发黄。然其病并非全从燥化，若太阴湿盛，则脾失转输之职，以致小便不利，湿邪内停，湿热相合，胶结不解，气机阻滞，其身无汗。小便不利，则湿热无下行之路；无汗则湿热亦无外泄之机。因而湿热愈重，熏蒸肝胆，以致胆汁外溢，而为身黄、目黄、尿黄之症，即黄疸。此类发黄属于阳黄，常伴有胸脘痞闷、恶心呕吐、发热、无汗，或头汗出、腹满便秘、溲赤而短少、舌红、苔黄腻、脉濡数等。

心中懊恼是发黄的主症之一，但此症还可见于虚烦、结胸、阳明病等，总由热郁所致。本证应与栀子豉汤证鉴别，彼证为无形邪热上扰所致，虽心烦懊恼，却不发黄，亦无湿郁之征象。本证由湿热熏蒸而成，其心中懊恼必伴有目黄、身黄、尿黄等发黄症状，且有明显的湿热征象。由于湿热交结，热欲外发，但又被湿邪壅遏而不得泄越，故其人烦郁特甚而有无可奈何之感。

【原文】

阳明病，口燥，但欲漱水，不欲咽者，此必衄。

【释义】

本条讲述热入血分致衄。

阳明病因燥热亢盛，消耗津液，故口渴常为主证之一，尤以白虎汤证

为甚，所云"大烦渴不解""渴欲饮水数升者"是也。此为热在气分，以气分燥热，汗出又多，则津液耗伤严重，故饮水自救。热入血分，阴液未有不伤者，但因血属阴类，血热蒸腾，营阴尚能敷布，故渴反不甚，但欲漱水不欲咽。因热入血分，血热妄行，灼伤阳络，故为衄血。

【原文】

阳明病，本自汗出，医更重发汗，病已差①，尚微烦不了了者，此必大便硬故也。以亡津液，胃中干燥，故令大便硬。当问其小便日几行，若本小便日三四行，今日再行，故知大便不久出。今为小便数少，以津液当还入胃中，故知不久必大便也。

【词解】

①差：通"瘥"，临床症状基本解除而尚未完全康复。

【释义】

本条讲述根据小便多少以推测大便情况。

阳明病本有发热、汗自出的外证，医者不明清热之旨，反误以发热、汗出为太阳表病，"更重发汗"，损伤津液。发汗后可能暂时汗出减少，发热亦随之减轻，医生以为"病已差"。其实不然，发热、汗出虽有减轻，但因发汗更伤津液，以致胃中干燥，邪热入里，又出现心烦不了了之症。津伤胃燥则大便必硬，"以亡津液，胃中干燥，故令大便硬"，是对误治伤津化燥的自注之词。由于二便相关，故此时应当问其小便情况。如果原来小便较多，日三四次，而"今日再行"，即减少为每天2次，则可断定"大便不久出"。其道理是小便由三四次减为2次，说明津液已经还入胃中，而不偏渗于膀胱，则肠胃有津液以濡润，"故知不久必大便也"。对于这种胃燥津伤的大便硬，不宜贸然使用攻下法，可待其津液自复，还入胃肠。津液自和，则大便自下。

本条以小便次数减少推测其津液当还入胃中，故知不久必大便出。蜜煎导法谓"小便自利者，此为津液内竭"，推测其大便硬；脾约证从"小便数"推测其"大便则硬"；小承气汤证也从"小便数"推测其"大便因硬"，均可为反证。此等以小便利或数，说明津液偏渗膀胱，胃肠干燥，大便转硬，与本条前半段"以亡津液，胃中干燥，故令大便硬"相一致。本条后半段继而申述小便减少，即由三四次减为2次，是津液自复，还入胃肠。

阳明病不大便诸症，有燥热结实与津液内竭之不同。前者可以苦寒泻下，而后者则宜候其津液回复，大便自通。若津伤便秘，多日不下，可润下、导下。本条因其阴阳尚能自我调节，使津液还复于胃肠，故属于不治而愈。

【原文】

伤寒呕多，虽有阳明证，不可攻之①。

【词解】

①攻之：此处指泻下。

【释义】

本条指出伤寒呕多禁下。

"伤寒"二字当系广义，若是狭义，则断无攻下之理。外感热病，呕逆的症状明显，是胃气上逆的反应，病变在于上，即使有阳明病的表现，也不宜贸然使用攻下法，因病位偏于上，有上越之机，如过早使用攻下法，则引邪入里，或损伤中阳，故禁用承气汤攻下。正如成无己所说："呕者，热在上焦，未全入府，故不可下。"此外，呕为少阳病之主症，若阳明病兼有少阳枢机不利时，亦可见呕多。由于少阳病禁下，故虽有阳明证，亦不可攻。总之，无论从病位上讲，还是从病机上讲，凡见呕多者，均不可攻下。否则，必引邪内陷，以致后患无穷。

【原文】

阳明病，心下硬满者，不可攻之。攻之利遂不止者死，利止者愈。

【释义】

本条指出阳明病心下硬满禁下。

阳明病有可攻之证，必硬满在腹，且疼痛拒按，或绕脐痛而硬，是燥热成实，燥屎阻塞肠道，腑气不通之候。今虽为阳明病，但仅见心下硬满。心下者，胃脘也，其位偏高。且未言疼痛拒按，知非有形之邪所结，尚未构成肠腑燥实阻结，而是无形热气壅滞，故不可攻下。若误用攻下，平素禀赋薄弱者，必伤阳败胃，泻利不止，病及少阴，肾关不固，肾气衰败，预后不良，故云"利遂不止者死"。如果攻下之后，虽有下利，但能自止，表明脾气未败，尚有自复之机，故曰"利止者愈"。

本证的心下硬满应与结胸证相鉴别。结胸证为水热互结胸膈，是有形之实邪，故心下硬满，疼痛拒按，甚则从心下至少腹硬满而痛，法当泻热逐水。本证为无形邪热壅滞于心下，虽有硬满，但无疼痛，故禁用攻下。

【原文】

阳明病，不吐不下，心烦者，可与调胃承气汤。

调胃承气汤方

甘草二两，炙　芒硝半升　大黄四两，清酒洗

上三味，切，以水三升，煮二物至一升，去滓，内芒硝，更上微火一二沸，温顿服之，以调胃气。

【释义】

本条讲述阳明内实与热郁心烦的证治。

阳明病，未经吐下，则实热留中，燥结为患，故心烦。胃脉通于心，胃中燥实热邪，循经上扰，则神明不安而心烦。本条是接前阳明病不可下证之后，又论述其司下之证，显示阳明病既有禁下之证，又有当下之证。当下之证意味着阳明燥实已成，但当下之证也要分清病位深浅、病势缓急以及燥结程度的轻重。若病位深，病势急，燥结程度严重者，则可用大承气汤；若病位深，病势缓，燥结程度不甚者，可用小承气汤；若病位浅，病势缓，燥结程度轻者，则用调胃承气汤。张仲景遵循由上到下、由浅入深、由轻到重的病变层次，首先论述调胃承气汤证的辨治。

历代医家对本条"不吐不下"的解释一直有争议。最早注解《伤寒论》的成无己认为，"吐后心烦，谓之内烦；下后心烦，谓之虚烦。今阳明病不吐不下心烦，则是胃有郁热也，可与调胃承气汤，以下郁热"。后世多数注家依照成氏见解，把"不吐不下"作为治疗过程来看，但也有一些注家把"不吐不下"看作病人的临床症状，即病人既不呕吐，又不泻利。结合临床推敲文意，后

者的解释亦是颇有道理的。因心烦常在多种病证中见到，吐而心烦者，属少阳；不吐不下而心烦者，属阳明胃燥，因此"不吐不下"就有鉴别诊断的意义。若将这两种意见结合起来，则更较全面，即未经吐下而见不大便、心烦等症，说明非属栀子豉汤证的虚烦，而属于阳明胃家热实的实烦。又因不见腹痛拒按、日晡所发潮热、濈濈汗出等大肠燥实证，故不用大承气汤，而用调胃承气汤以泻热润燥，调和胃气。冀燥热得解，胃气调和，则心烦自止。

调胃承气汤方义，在前面已有论述。因本方中有甘草与大黄、芒硝同用，泻下之力较缓，以缓下之法而使胃气调和，故名曰"调胃"。承者，顺也，有承继、接续之意。"气"，指肠胃之气。因为承气类泻下之药，可使胃肠之气承之以下，故取名"承气"。调胃承气汤的服法有二：一是"少少温服"，多用于和胃；另一是顿服，主要用于燥热内结，如本条，临床应视证情而选用适当的服药方法。

【原文】

阳明病，脉迟，虽汗出不恶寒者，其身必重，短气，腹满而喘，有潮热者，此外欲解，可攻里也。手足濈然汗出者，此大便已硬也，大承气汤主之。若汗多，微发热恶寒者，外未解也，其热不潮，未可与承气汤；若腹大满不通者，可与小承气汤，微和胃气，勿令至大泄下。

大承气汤方

大黄四两，酒洗　厚朴半斤，炙，去皮　枳实五枚，炙　芒硝三合

上四味，以水一斗，先煮二物，取五升，去滓，内大黄，更煮取二升，去滓，内芒硝，更上微火一两沸，分温再服。得下，余勿服。

小承气汤方

大黄四两　厚朴二两，炙，去皮　枳实三枚，大者，炙

上三味，以水四升，煮取一升二合，去滓，分温二服。初服汤当更衣，不尔者，尽饮之。若更衣者，勿服之。

【释义】

本条辨阳明病可否攻下以及大、小承气汤证的区别。

本条可分为三个层次认识：

从"阳明病"至"大承气汤主之"为第一层次。阳明热证，其脉多为

洪大滑数；阳明腑实证，其脉多为沉实有力。今言阳明病脉迟，并非寒盛于中，实为阳明腑实之燥热与糟粕相搏，结为燥屎，阻塞肠道，腑气壅遏不通，气血流行因而受阻，脉道不利，故必迟而有力，为内实之象。其证虽汗出不恶寒，一则知太阳表证已罢，再则热归阳明已经明显。阳明里实热盛，充斥内外，阳气不得流通，气机为之壅滞，故见身重。肠实胃满，腑气不通，气机不利，邪热上迫，壅塞于肺，故短气腹满而喘。阳明之气，旺于申酉二时，若见有日晡潮热者，说明腑实确已形成，故曰"可攻里也"。在上述证候的基础上，又见手足濈然汗出，则是大便已硬、燥屎内结的象征。因为手足为胃所主，阳明病，实热聚于胃，不能散发于外，势必迫津液旁走四肢，而见手足汗出连绵不断。阳明病见不大便、腹满疼痛、潮热、手足濈然汗出、脉迟有力，说明痞、满、燥、实诸症已经俱备，故以大承气汤攻下。

从"若汗多"至"未可与承气汤"为第二层次。证候有如上述，但无潮热，而见微发热，知里热未盛。且有恶寒，必是表证未罢。表未罢，不可攻里，故不惟大承气汤当禁用，即凡属下法，亦在禁忌之列。

从"若腹大满不通者"至"勿令至大泄下"为第三层次，是承接第二层次，申言可下之例。如果表证已解，而腹部胀满特甚，大便不通，是阳明腑实，而痞满显著；然无潮热，知内热较轻，燥坚不甚，故舍大承气汤之峻攻，而取小承气汤，微和胃气，"勿令至大泄下"。

综合上述，本条证候，可攻与否，既辨表证解与未解，又辨腑实成与未成。至如大小承气汤之运用，既辨潮热之有无，复辨燥坚之微甚。证候可以错综复杂，而原则不可更易，临诊之际，须于规矩中求方圆。

大承气汤用厚朴之苦温以行气消满，枳实之苦寒以下气消痞。二药均为气分药，可通达肠胃之气。又用芒硝之咸寒以软坚润燥，大黄之苦寒以泻下热结。硝、黄二药在枳实、厚朴的推动下，而有荡涤肠胃、推陈致新的作用。四药相辅相成，配伍得当，用治阳明腑实证重势急者，效果显著。因本方可泻热破结、化燥软坚、顺理腑气、攻下燥屎、力大而峻，故名"大承气汤"。

临床使用本方，应注意其煎药法：当先煮枳实、厚朴，以行气于前，后煎大黄，以泻热结，最后入芒硝，以软坚化燥。从而可达到荡涤肠胃、推陈致新之目的。

使用本方，除应见潮热、汗出，特别是手足濈然汗出这两个典型症状外，还应参以腹诊、舌诊和脉诊。若见腹如合瓦、胀满疼痛拒按、舌苔黄燥甚至有芒刺、脉沉迟而有力者，才可使用本方泻下。服大承气汤以后，如大便已下，还要再检查腹部的情况，尤其是脐周围的情况。若大便虽下，但量不多，脐周依旧硬满疼痛，乃为燥屎未尽，可再服药；若大便泻下较多，腹部已不痛不硬，为燥屎已尽，则当停药。

小承气汤用大黄泻下阳明热结，厚朴行气消满，枳实理气消痞。厚朴、枳实合用，有协同作用，能更好地发挥行气导滞的功效，以增强大黄的泻下作用。因本方大黄倍厚朴，是以气药为臣，与厚朴倍大黄的气药为君之大承气汤有别，故泻下之力较大承气汤稍弱，而名"小承气汤"。另外本方大黄、厚朴、枳实三药同煎，不分先后次第，则大黄泻下之力变缓。同是大黄一药，因煎煮方法不同，其泻下作用就有强弱缓急之别，临床使用时应当注意。

张仲景在上条论述了调胃承气汤证，随之在本条又列出了小承气汤证、大承气汤证，以资互相鉴别。调胃承气汤治燥热在胃，症以燥热为主，故以甘草缓恋硝、黄于上，以使胃气调和，且有护正之义，而为缓下之法；小承气汤治大便成硬在肠，腑气不顺，症以腹部痞满为主，但未到燥屎内结、肠气闭阻的程度，故只用大黄、厚朴、枳实，而不用芒硝，与大承气汤相较，则为和下之法；大承气汤治燥屎凝结在肠，腑气闭阻，症则痞、满、燥、实俱备，故方中行气、破结、软坚、泻下并用，以荡涤肠中燥屎，为峻下之法。这就是三个承气汤的不同之处，也是临证区别使用的主要依据。

【原文】

阳明病，潮热，大便微硬者，可与大承气汤；不硬者，不可与之。若不大便六七日，恐有燥屎，欲知之法，少与小承气汤，汤入腹中转矢气[①]者，此有燥屎也，乃可攻之。若不转矢气者，此但初头硬，后必溏，不可攻之，攻之必胀满不能食也。欲饮水者，与水则哕。其后发热者，必大便复硬而少也，以小承气汤和之。不转矢气者，慎不可攻也。

【词解】

①转矢气：肠中屎气下趋，俗称放屁。

【释义】

本条辨燥屎是否形成以及大、小承气汤的使用。

本条宜按四个层次分析：

从"阳明病"至"不可与之"为第一层次。阳明病发潮热，是腑实燥结已成，必然大便硬结不通，自宜大承气汤攻下。据上条所述，大承气汤证的典型证候是潮热、手足濈然汗出、大便干硬不下、腹满疼痛等。本条未作详述者，当属省文。本条是在"潮热"的基础上，症见"大便微硬"，即腑实已结，燥屎已成，故可用大承气汤治疗。若虽有潮热，但屎不硬，则燥结尚未形成，自然不能使用大承气汤攻下。

从"若不大便"至"乃可攻之"为第二层次。如果病人已有六七日不大便，理应考虑其是否有燥屎阻结，但若病人的腑实燥结症状不突出，其人并未呈现明显潮热、手足濈然汗出、腹满疼痛等大承气汤证的典型证候，则给诊断带来一定困难。当此疑惑之时，如何判断燥屎是否已经形成？张仲景提供了一个巧妙的测验方法：先给予小承气汤少量试服。若用后大便未下而已转矢气（指放屁）的，表明必有燥屎凝结、肠气闭阻，因少量的小承气汤药力薄弱，尚不足以发挥有效的治疗作用来荡涤其实热燥结，只能使燥屎略有颤动，而矢气先转动下趋。由此可以推测到燥屎已经形成，可放心地使用大承气汤攻之。

从"若不转矢气者"至"与水则哕"为第三层次，是承接上文，进一步阐述燥屎未成之证，即使服用小承气汤以后，也不转矢气者，是因为肠中无燥屎形成，虽有药力推动，但无矢气下趋。追溯其原因：可能是里热不甚，燥结未成；也可能是大便初硬后溏的"固瘕"证，因其硬者在下阻塞，其后之溏便不得出。此类证候，有的属于热而不实，有的属于燥湿不调，有的属于肠胃虚寒。虽然都有可能持续多日不大便，但却不能轻易使用大承气汤攻下。误攻必损伤脾胃，中阳虚馁，不能腐熟运化水谷，则导致胀满不能食；甚或胃气败坏，而致饮水则哕等变证。

从"其后发热者"至"慎不可攻也"为第四层次，是对前文的补充说明，属于倒装文法。"其后发热者，必大便复硬而少也，以小承气汤和之"，应接于"可与大承气汤"之后，说明一次攻下，燥热尚未尽去，余邪复聚，仍可能再次发热。邪热与糟粕相搏，仍可结为燥屎，故大便复硬而少也。唯其大便硬而少，病情已没有原来那样严重，故无须再用大承气汤峻攻，只宜用小承气汤微和胃气即可。至于"不转矢气者，慎不可攻也"一句，应接在"欲饮水者，与水则哕"之后，再次强调试服小承气汤而不转矢气者，是内无里实燥结，非大承气汤适应病证，不可峻攻，"慎"有谆谆告诫之意。

【原文】

夫实则谵语①，虚则郑声②。郑声者，重语也。直视谵语，喘满者死，下利者亦死。

【词解】

①谵语：语言错乱，语无伦次，声高气粗，多见于热实病证的严重阶段。

②郑声：语言重复，声音低微，多见于虚衰病证的后期阶段。

【释义】

本条讲述谵语、郑声以及谵语危候辨证。

在"夫实则谵语，虚则郑声"一句中："夫"是发语词；"虚"与"实"是对正邪而言，即所谓"邪气盛则实，精气夺则虚"；谵语和郑声都是意识不清状态下的胡言乱语。谵语表现为声高气粗，语无伦次，多见于热实病证的严重阶段，系邪热亢盛、扰于心神所致，其证属实，故曰"实则谵语"。郑声表现为声音低微，语言重复，多见于虚衰病证的后期阶段。"郑"有郑重、严肃、反复叮咛的意思，其特点是语声低微，频繁重复，类似于郑重其事，如《证治要诀》所说："郑重频繁，语虽谬而谆谆重复不自已。"因其频繁重复，故又谓之"重语"，多由精气亏虚、心神失养所致，故曰"虚则郑声"。谵语、郑声不仅见于外感病，有时亦可见于内伤杂病。外感病见谵语，多属阳明实热，见郑声多为病及少阴。

直视、谵语、喘满都属于危重病症。谵语为热扰心神所致，病情已经危重。更兼阴液消耗过甚，精气不能上注于目，导致眼球不能随意转动，而发生直视。肺与大肠相表里，胃肠燥热上迫于肺，肺气不利，可见喘而胸满；阴液枯竭，阳无所附，正气将脱于上，也可见喘满，呼吸浅表，出多入少。热势鸱张而阴竭阳脱，故危笃至极，预后不良。若直视、谵语，又复兼下利，则为中气衰败、阴竭阳亡之象，因利更伤阴。一方面燥热亢炎之势不休，一方面阴液告竭，气脱于下，岂有不危笃之理？预后当属极差。故曰："直视谵语，喘满者死，下利者亦死。"

【原文】

发汗多，若重发汗者，亡其阳①，谵语。脉短②者死，脉自和③者不死。

【词解】

①亡其阳：此处指心阳外亡。

②脉短：指脉形短，是上不至寸，下不至尺，只有关脉应指搏动。

③脉自和：脉象较平和，尚属于正常，此处是与脉短相对而言。

【释义】

本条讲述从脉象推断亡阳谵语的预后。

阳明病里热亢盛，本来就出汗较多，如果医生再误用发汗的方法治疗，进一步逼迫津液外泄，汗出过多，不仅亡阴，而且也亡阳，于是心气散乱，神明无主，语言妄乱。阴阳俱伤，邪热又不解，更扰乱心神，加重谵语。

脉短者，为上不及寸，下不及尺，是气血不足，鼓动无力，血脉不能充盈的反映。若阳气亡，阴血虚，津液竭，脉气不能接续，则根本动摇。谵语因于邪热盛极，脉短显示正气衰微。脉症不符，正虚而邪实，正不能胜邪，证候危殆至极，故预后不良，多为死证。若阴血尚能相继，则脉自和。自和者，非脉象调匀和缓有神之谓，而是寸、关、尺三部尚能应指，以其阴血虚而未竭，尚能维系微阳，相对之下，尚属顺证，虽有神昏谵语，仍可救治，故曰不死。后世医家推测温热病的预后谓"留得一分津液，便有一分生机"，说明津液的存亡在温热性疾病中是至关重要的。所以，阳明病见脉沉迟而有力者，虽然症状严重，却易治愈；若脉短、涩、弱者，多预后不良。

【原文】

伤寒若吐若下后不解，不大便五六日，上至十余日，日晡所①发潮热，不恶寒，独语如见鬼状。若剧者，发则不识人，循衣摸床②，惕而不安。微喘直视，脉弦者生，涩者死。微者，但发热谵语者，大承气汤主之。若一服利，则止后服。

【词解】

①日晡所：下午 3～5 时。日晡，傍晚时分；所，约略。

②循衣摸床：病人神志不清，两手不自觉地反复摸弄衣被，多见于疾病的危重阶段。

【释义】

本条讲述阳明腑实重证的辨治与预后。

伤寒当为广义，误施吐下，热邪不解，反伤胃肠津液，以致热结阳明，化燥成实。因阳明主土，万物所归，无所复传，故邪在阳明可持续较长时间。不大便五六日，甚至十余日，腑气壅塞既久，则腹胀而硬、疼痛拒按等，自在不言之中。日晡所发潮热，是为阳明腑实证的典型症状之一。以阳明旺于申酉之时，阳明热炽，逢其旺时而增剧，则发热有定时增高现象，如潮水之定时而至。不恶寒，指阳明外证而言，即身热、汗自出、不恶寒、反恶热，此阳明燥实内结之证，毕露于外。阴精受伤，火热上炎，扰乱心神，故若有所见，妄言妄语，声音高亢，或有惊呼，躁扰不宁，谓之"独语如见鬼状"。此与谵语同类，而语言乖妄更甚。病至如此，必以攻下为法，用大承气汤，泄其燥热，夺其实滞，以免津枯火炽。

若因循失治，当下不下，坐失治疗时机，病情进一步恶化，则燥热伤津增剧，心胃火燔严重，由妄言妄语竟至神志不清、昏不识人、循衣摸床、肢体躁动不安、精神不宁、微喘直视等脏阴竭乏、阴不敛阳、神不守舍、气不归根的危候，甚而昏迷不醒，全无知觉。循衣摸床者，是当昏迷未深之时，双手无意识之动作；惕者，惊恐也。病人每遇微小刺激，即有惊惕之状，此系阳明热盛伤及心气之候，总由热极津竭、邪实正虚所致。微喘者，呼吸急促而表浅也，是胃热上炎于肺，肺失清润肃降，治节不行之象。直视者，目瞪而不能运转也，为津伤不能滋养筋脉所致。此时病情固属严重，然必参合脉象，而断其顺逆。若脉弦长有力，是病虽重，而其禀赋较厚，津液尚未全竭，正气尚存，还有生机，可作急下存阴之图，故曰"脉弦者生"。若脉见短涩，往来迟滞不畅，甚至三五不匀，至数不清，是正虚邪实，热极津涸，营血衰少，阴液将竭，胃气不存，生命难以为继，故曰脉"涩者死"。

针对上述病情，需要特别提醒医者，当阳明燥热已成之时，就应该提高警惕性和预见性，虽仅见"发热谵语"，亦当用大承气汤及时泻下，不能延误时机，以防病情加剧或恶化。"微者"是与"剧者"相对而言的，是说病势尚未极重，而并非指腑实轻证。此外，还寓有"见微知著"之义，"微"时不警觉，"剧"便随即而至，与其"剧"时急下，莫若"微"时就攻。

由于大承气汤是泻下峻剂，易生变乱，故又及时告诫医家："若一服利，则止后服。"一服便利，寓有"体虚易动"之虑，既然燥热已下，就不宜再进峻猛之剂。强调中病即止，以免过剂伤正，防止另生他变。

【原文】

阳明病，其人多汗，以津液外出，胃中燥，大便必硬，硬则谵语，小承气汤主之；若一服谵语止者，更莫复服。

【释义】

本条讲述阳明病多汗伤津致便硬、谵语的证治。

阳明病里热亢盛，蒸迫津液外泄，所以其人多汗。出汗太多，更伤胃中津液，而致胃肠干燥，肠胃津少而失润，大便必干硬难下；浊热之气，逆而上行，扰乱心神，导致谵语。此为阳明病的一般发展规律，即由热成燥，由燥成实。由于本证属燥热初结，只见大便硬、谵语等症，所以不用大承气汤，而以小承气汤泻下硬屎为治。服小承气汤后，若谵语得止，必是硬屎已下，浊热已去，腑气已通，燥结解除，则可停药观察，故曰"更莫复服"。此也是强调得效即止，以免过剂伤正，防止另生他变。

【原文】

阳明病，谵语，发潮热，脉滑而疾①者，小承气汤主之。因与承气汤一升，腹中转气②者，更服一升；若不转气者，勿更与之。明日又不大便，脉反微涩③者，里虚也，为难治，不可更与承气汤也。

【词解】

①脉滑而疾：脉象圆滑流利，如珠走盘，应指快速，一息七八至。

②转气：又称转矢气，即肠腑有气从肛门排出。

③微涩：微弱无力，往来艰涩，不流利。

【释义】

　　阳明病谵语，是胃中浊热上扰心神所致；潮热，为阳明胃家实的典型发热。见此二证，说明阳明腑实轻证已成。

　　阳明腑实已成，似可投大承气汤攻下，然必脉症合参，方可断之。如果脉见沉迟或沉实有力的，是燥屎内结已深，邪气壅盛，气血受阻，脉道不利的反映，当属大承气汤峻下之证。若见脉滑而疾数，说明阳热虽盛，但燥实结聚未甚，尚未完全敛结成实。此时虽见潮热谵语，亦不能用大承气汤峻下，而当以小承气汤和下为宜。小承气汤泻热通腑，行气消滞，但得腑气一通，则燥热可消，潮热谵语随之而去。

　　因脉"滑"为流利不定之象，而"疾"则至数过快，可能伏有里虚之机。所以，使用小承气汤也需谨慎小心，可先暂予小承气汤一升，作为试探，以观察药后反应。若腹中转矢气者，是因药物作用于肠腑之燥结，推动浊气下趋，所谓"屎未动而气先行"。由此可推测出肠腑之燥结已经形成，可以继续使用小承气汤原方，以通为度。若不转矢气者，是肠腑中并无燥屎阻结，浊热之气不甚，而多为大便初硬后溏，故不可再用小承气汤泻下。

　　若服用小承气汤后，第二天又不大便，脉由滑疾转变为微涩，则里虚之象毕现。因微主气虚，涩为血少。脉症合参，实为正虚邪实。盖肠腑中有燥屎阻结，邪热壅实，必须尽快攻下，而病人正虚血少，阴津匮乏，无力承受攻下。若强行攻下，则津气下脱，阴阳离决，立时殒命。补则反助病邪，壅滞气机，肠腑不通，亦是促死。病重势急，攻补两难，甚为棘手，故曰"难治"。

【原文】

　　阳明病，谵语有潮热，反不能食者，胃中^①必有燥屎五六枚也；若能食者，但硬耳，宜大承气汤下之。

【词解】

　　①胃中：此处实指肠中。

【释义】

　　本条讲述以"能食"与"不能食"辨阳明腑实燥结之微甚。

　　阳明病谵语，是燥热内盛，腑气不通，其浊热之气不能下行，反逆之向上，扰乱心神所致。潮热为阳明燥热实邪内结的主要外在表现之一，故潮热、谵语之出现，可显示肠腑燥屎已成。然病情变化多端，未可轻易做出结论，再参合"反不能食"，则知确有燥屎。盖胃热而无阻滞，或腑中结实不甚者，一般尚能进食，今反不能食，是胃热亢盛，而与有形之糟粕结为燥

屎，肠道不通，胃气因而壅滞，故受纳无权，不能进食。此证不同一般，故云"反"也。因肠中有燥屎结滞，腑气不通，故当用大承气汤峻下，令腑气通、胃气降，则诸症可解。文中"宜大承气汤下之"应放在"胃中必有燥屎五六枚也"之后，此为倒装句法。若能食者，反映胃气还能下降，未至燥屎阻结不通的严重程度，仅是大便硬，所以只用小承气汤和下即可，无须用大承气汤峻下。

本论"阳明病，若能食，名中风；不能食，名中寒"，为阳明病的一般规律，乃以"能食"与"不能食"辨寒热。热能杀谷则能食，寒伤胃阳，水谷不能腐熟消磨，故不能食。若承接前条之意，本条的胃有热当能食，今却不能食者，是逆其常也，故曰"反"。本条的前提是阳明病见有谵语，发潮热，为胃家实证已成。虽不能食与前条雷同，但寒热虚实性质迥别，不可混淆。

【原文】

阳明病，下血谵语者，此为热入血室，但头汗出者，刺期门，随其实而泻之，濈然汗出而愈。

【释义】

本条讲述阳明病热入血室的证治。

阳明病谵语，多为阳明腑实之证，但本证见下血谵语，则属热入血室。盖阳明腑实之谵语，必与腹满硬痛、不大便相伴，或见潮热。此证谵语而见下血，是阳明热盛，深入血分，损伤阴络之故，同时热邪乘虚与血相搏，结于血室。血热上扰心神，故发谵语。血中之热不能透发于外而熏蒸于上，故仅有头汗出，而周身无汗。

肝主藏血，与血室关系密切。期门为肝经募穴，故刺期门以泄其血热，

使营卫调和、阴阳平衡，正胜邪祛则濈然汗出，热随汗泄而病愈。同时，热入血室证常伴有胸胁或少腹急结硬痛等，胸胁和少腹为肝经所过之地，故刺期门以疏利肝胆之气，可谓一举两得。

阳明腑实证也有濈然汗出，系里热迫津外渗，为病进；热入血室证的濈然汗出，为营卫调和、驱邪外出的反映，为病退，两者需做鉴别。

太阳篇有热入血室三条，均与妇人外感、经水适来适断有关。本条为阳明之热，深入血室，可彼此互参。

【原文】

汗出谵语者，以有燥屎在胃中，此为风也。须下者，过经①乃可下之。下之过早，语言必乱，以表虚里实故也。下之愈，宜大承气汤。

【词解】

①过经：病邪由一经传入另一经，而原来之病情已罢，只见另一经证候，如太阳病转阳明，而太阳证已罢，称为过经，此处指太阳经表证已解。

【释义】

本条辨表虚里实证是否当下。

汗出谵语多见于阳明里热证候，但二阳并病，表证未罢，里热已盛，也可见汗出谵语。"以有燥屎在胃中"，是言肠腑燥屎已成；"此为风也"，是言太阳表邪未尽。表里同病，按常规治法，应先解表，后攻里。必俟太阳表证完全解除，纯见阳明里实，方可使用大承气汤攻下，故曰"过经乃可下之"。表证未解而下之，是为"下之过早"，这无异于开门揖盗，势必引外在之表邪乘虚入里，内陷阳明，使病情更加复杂严重。表邪内陷，胃热更炽，必致神志昏迷，谵语加重，以致"语言必乱"，这是"表虚里实"的缘故，也即是以表虚里实之证不当下而误下之过。由此可见，本条原为太阳表虚与阳明里实并见，观"过经乃可下之"也可证明。汗出是太阳表证未解，故曰"此为风"，可能还会有恶风寒、脉浮、头痛等症状存在。谵语是阳明腑实的主要见症之一，既有燥屎阻于肠道而见谵语，则腹满硬痛、不大便等症，应寓其中。此属省文之笔，故应灵活理解。

攻下必待表证完全解除，纯见阳明里实，方可使用大承气汤，故"下之愈，宜大承气汤"应接在"过经乃可下之"后边，此属于倒装文法。

【原文】

伤寒四五日，脉沉而喘满，沉为在里，而反发其汗，津液越出，大便为难，表虚里实，久则谵语。

【释义】

本条讲述误汗所导致的表虚里实证。

伤寒四五日，脉沉而喘满，为邪气离表而入里，转化为阳明里实证。热气壅滞则腹满；燥热上逆则肺气不利而喘；脉沉主实热在里，治疗应以清里热为主。

病属里热实证，而医者反而误用发汗法治疗，更助里热，蒸迫津液外泄，使胃肠干燥更甚，邪热亢盛愈烈，故不惟喘满不除，而且酿成阳明燥结之患，于是大便难。言"表虚里实"者，以明燥结之根由，盖不当汗而误汗，津从外泄，腠理疏松，是谓"表虚"；胃肠燥结，大便不通，是谓"里实"。时间愈长，津液愈耗，里热愈炽，浊热上扰心神，则又可发生谵语。

【原文】

三阳合病①，腹满身重，难以转侧，口不仁②，面垢③，谵语，遗尿。发汗则谵语；下之则额上生汗，手足逆冷。若自汗出者，白虎汤主之。

知母六两　石膏一斤，碎　甘草二两，炙　粳米六合

上四味，以水一斗，煮米熟汤成，去滓。温服一升，日三服。

【词解】

①三阳合病：太阳、少阳、阳明三经的证候同时出现。

②口不仁：言语不利，食不知味。

③面垢：面部油垢污浊。

【释义】

本条讲述三阳合病偏重阳明的证治及禁例，论述三阳合病而重在阳明，治以清法为主，不可妄施。

三阳合病，谓邪热壅盛，同时侵及三阳经。太阳经行于背，阳明经行于腹，少阳经行于胁，三阳经被邪热所困，经气不利，背部、腹部和胁部

均受影响，但以阳明经之邪热壅盛为重，故腹满身重，甚至难以转侧。也可解释初为三阳合病，目前已成阳明燥热壅滞，胃气不能下行，气滞于腹。胃热炽盛，消耗津液，口舌俱为焦燥，故食不知味，语言不利，谓之口不仁。足阳明之脉循于面部，手阳明之脉亦上行面部。今阳明邪热壅滞，熏蒸胃肠浊气上泛，因而面部如有油垢而不净。胃热循经上扰，神明不安，而见谵语。热盛神昏，膀胱失约，故小便失禁。"若自汗出者"，正说明阳明热盛而迫津外渗。可见此三阳合病，邪热充斥表里内外，而以阳明热盛为主，故当治取阳明，以白虎汤清热保津。

此证表里皆热，以热为主要矛盾，故既不可再发汗以解表，也不能泻下以攻里。若误认身重为表，妄发其汗，则里热愈炽，而津液愈伤，故谵语转甚。若不识热壅气滞之腹满，而误作阳明腑实，妄用下法，是诛伐无过。严重者，阴液竭于下，阳气无所依附而上越，则额上生汗；阳不达四末，阴阳二气不相顺接，则手足逆冷。各种变证均由误治之所发，可见阳明无形燥热之证犹须禁汗、禁下。

"若自汗出者，白虎汤主之"一句应接在"谵语，遗尿"后边，如此才方证相符，此为倒装文法。否则，误下后额上生汗、手足逆冷属于虚证，使用白虎汤就不合病机了。

【原文】

二阳并病，太阳证罢，但发潮热，手足漐漐汗出，大便难而谵语者，下之则愈，宜大承气汤。

【释义】

本条讲述二阳并病转属阳明腑实的证治。

"二阳"指太阳与阳明，"并病"是先病太阳而后病阳明。在伤寒病变过程中，太阳之邪不解可渐次化热入里而形成阳明病。若太阳病证未罢，又出现阳明病，则称为"二阳并病"。若太阳病证已罢，即发热恶寒不复存在，而只见发潮热、手足漐漐汗出、大便难而谵语者，说明邪热已尽并于胃，阳明腑实业已形成。阳明主四肢，在热盛而津液尚充者，多为全身汗出；在热结而津液较少者，因热势蒸腾，故手足漐漐汗出。大便难是肠腑燥屎阻结。谵语是胃热上犯于心神。知其纯属阳明"胃家实"，故须从阳明腑实燥结论治，用大承气汤苦寒攻下，泻燥热以存津液。

本条所述内容与上条比较：彼为阳明散漫之热，宜清而不宜下；此为胃腑成实，宜下而不宜清。只有辨证分明，谨守病机，各司其属，才能治疗得当，而恰如其分。

【原文】

阳明病，脉浮而紧，咽燥口苦，腹满而喘，发热汗出，不恶寒，反恶热，身重。若发汗则躁，心愦愦[1]，反谵语；若加温针，必怵惕[2]，烦躁不得眠；若下之，则胃中空虚，客气动膈，心中懊憹，舌上胎[3]者，栀子豉汤主之。

肥栀子十四枚，擘　香豉四合，绵裹

栀子豉汤方

上二味，以水四升，煮栀子，取二升半，去滓，内豉，更煮取一升半，去滓。分二服，温进一服，得快吐者，止后服。

【词解】

①愦愦：烦乱。

②怵惕：心惊而有恐惧貌。

③舌上胎：此处指舌上有黄白薄腻苔垢。胎通苔。

【释义】

本条讲述阳明热证误治的各种变证以及下后热留胸膈的证治。

"阳明病，脉浮而紧"，与太阳伤寒之脉相似，但从"发热汗出，不恶寒，反恶热"之证可知，此并非太阳表不解，而是阳明表里热盛的反应。脉浮紧多见于太阳伤寒。今阳明燥热亢极，与正气相搏，邪实正实，也见脉浮紧，当主邪热实。浮脉一般主表，而阳明之浮，则是燥热充斥内外所致。故其脉轻取有余，按之亦有余也。此与太阳之浮紧不同，太阳脉浮紧，轻循固为有余，而按之略呈衰减。然亦必观其证候所合，方可断为太阳或阳明之浮紧脉。属太阳者，必发热恶寒，头项强痛；属阳明者，必见燥热之象。热蒸于上而津伤，故"咽燥口苦"；热壅于里而气机不利，则"腹满而喘"；发热，汗出，不恶寒，反恶热，是阳明外证，由燥热逼迫津液外泄所致；邪热充斥于内外，经气不利，则"身重"。本证属于阳明热证，则非汗、下之所宜，当用清热之法治之。

若误将脉浮紧、发热等辨为邪在表，而用辛温发汗法治疗，则犹如火上添薪，必燔灼津液，酿成坏病。热扰心神，神失濡养，则会导致躁扰、昏乱、谵语等。躁者，躁扰不安；愦愦者，心烦意乱，更兼语言谵妄，咸由辛温之剂，助长邪热，心神被扰所致。若误用温针之法以发汗，是以火助热，内劫心神，故有心惊恐惧，烦躁不得眠等症。

若用攻下，是诛伐无过，徒伤胃肠，无形之邪热乘虚而入，扰乱胸膈，故曰"胃中空虚，客气动膈"。热邪既扰于胸膈，必心烦懊恼，舌上生苔，或黄或白，或黄白相兼。治宜清宣胸膈郁热，以除烦恼，栀子豉汤主之。

太阳篇亦有栀子豉汤证，多由表证误下而致热扰胸膈引起。本条乃阳明经热证误下，胃中空虚，热留胸膈所致，其来路虽与太阳篇的栀子豉汤证有内外之别，但基本证候大体一致，故治法相同。

【原文】

若渴欲饮水，口干舌燥者，白虎加人参汤主之。

白虎加人参汤方

知母六两　石膏一斤，碎　甘草二两，炙　粳米六合　人参三两

上五味，以水一斗，煮米熟汤成，去滓，温服一升，日三服。

【释义】

本条讲述阳明热盛伤津的证治。

本条是承上条论述热邪由上焦胸膈入于中焦的证治。热邪入于中焦，伤及胃中津液，则出现口干舌燥，渴欲饮水的证候。当治以白虎加人参汤。用白虎汤以清热，加人参以生津止渴，使邪热清、津液复，而渴欲饮水、口干舌燥等症则自愈。

【原文】

若脉浮发热，渴欲饮水，小便不利者，猪苓汤主之。

猪苓汤方

猪苓去皮　茯苓　泽泻　阿胶　滑石碎，各一两

上五味，以水四升，先煮四味，取二升，去滓，内阿胶烊消，温服七合，日三服。

【释义】

本条讲述阳明津伤、水热结于下焦的证治。

本条承前两条，进一步论述阳明病误下津伤、热与水结于下焦的证治。

阳明热证误下之后，徒伤正气和津液，而热邪不除，反随之深入下焦，与水液相结，出现阴液损伤与水热互结的证候。热为阳邪，气腾于外，则见脉浮发热。误下后津液损伤，复因热与水蓄，津不上承，则见渴欲饮水。水热互结，气化不行，三焦水道不畅，则见小便不利。

此证津伤与水停互见，似乎矛盾，但深入分析，则其理可明。水液若正常运行，则能为人体所用，此为生理之津液。若不正常运行，则不能为人体所用，则为病理之水饮。异常之水饮停蓄愈多，则正常之津液愈少。本证因热误下，三焦水道不畅，故津伤与水停可以并见，治用猪苓汤，以清热、益阴、利水。冀水精四布，五经并行，则诸症可除。

猪苓汤中用猪苓、茯苓、泽泻淡渗利水，茯苓兼以安神定志；滑石清热利水，导热下行；阿胶为血肉有情之品，味厚而甘，以滋补真阴。诸药合用，共奏清热、益阴、利水之功。

下焦蓄水的病变主要在于肾和膀胱。其中因肾阳虚寒、不能温阳化水而致水饮泛滥，宜用真武汤温阳驱寒以镇水；因太阳膀胱气化不利而蓄水，当与五苓散助气化、利水邪以行津液；今因热盛阴伤，水热互结于下焦，则需要用猪苓汤清热益阴以利水。三者虽然都属下焦蓄水，但却有阴阳、表里、寒热的不同，临证须作鉴别。

【原文】

阳明病，汗出多而渴者，不可与猪苓汤，以汗多、胃中燥，猪苓汤复利其小便故也。

【释义】

本条讲述猪苓汤禁例。

阳明病里热亢盛，蒸迫津液外泄，汗出过多，不仅伤津耗液，而且促使"胃中燥"更甚。燥热扰胃，化源不足，无以滋荣，故"汗出多而渴"，小便短少。此证应与白虎加人参汤清热生津，配合少量频饮水浆以调养，待其热除津充，则口渴自然消失，小便自行通利。不可用猪苓汤"复利其小便"，以免重伤津液。因猪苓汤毕竟是利水之剂，方中虽有阿胶滋阴，但利水渗湿药居多，利小便作用更强，是以渗利水湿为主、益阴清热为辅。阳明燥热津伤证误用之，不仅不能养阴生津，反而更伤津液，愈增其燥，所以"不可与猪苓汤"，因"猪苓汤复利其小便故也"。

本证口渴缘于燥热汗多，其所饮之水，旋即为热邪所消，复为汗液所泄，仅属燥热津伤，并无水停，故燥热亢盛为本条主要病机。

猪苓汤证虽然也有口渴、小便不利，但一般无汗，或汗出甚少，是水液停蓄，与热互结，不能顺利排出所致，并非膀胱中没有小便。盖无汗则水液无法从体表汗腺排出体外；小便不利则水液又无下行之路，故水液停蓄于下焦。

以上二者，病机不同，临证须作区别。

【原文】

脉浮而迟，表热里寒，下利清谷者，四逆汤主之。

四逆汤方

甘草二两，炙　干姜一两半　附子一枚，生用，去皮，破八片

上三味，以水三升，煮取一升二合，去滓，分温二服。强人可大附子一枚，干姜三两。

【释义】

本条讲述辨表热里寒之格阳证的证治。

表证可见脉浮，但多为浮紧、浮缓或浮数，必见恶寒发热、头项强痛等表证。阳明病可见脉浮，但多浮滑而数，必见汗多或便结，为里热充斥内外之象。此处"脉浮而迟"，浮主外热，迟主里寒，即"表热里寒"，更兼下利清谷，则揭示疾病的本质是里真寒而外假热。也就是说，脉迟主在里之阴寒，是疾病之本质；脉浮主在外之假热，是疾病之表象。肾为水火之宅、阴阳气之根，故阳气藏于阴内。少阴虚馁，阴寒极盛，则在里之真阳无所依附，反而浮越于外，出现里真寒而外假热的证候，故脉浮应是外假热，甚或兼见汗出。此证貌似阳明病之热证，实际是阳虚阴寒的少阴病"格阳"证，其中"下利清谷"是辨证关键，颇能揭示疾病本质，说明肾阳已经十分衰惫，不能温养脾阳，属于"釜底无薪"之极度虚寒证候。由于此属里真寒、外假热，故治用四逆汤，急温少阴，以回阳救逆，通达内外阳气，并引导外浮之阳内潜归根。真阳得助，阴寒驱散，则假热自然消失。否则，阴液下竭，阳气浮散，则成阴阳离决之危候。

第四章　辨少阳病脉证并治

少阳包括手少阳、足少阳二经与三焦、胆二腑。少阳与厥阴经络相联，脏腑相关。

少阳的生理功能特点主要有三：①阳气始生，正气较弱。《素问·阴阳类论》有少阳为一阳之说，所以少阳又称"一阳""稚阳""小阳"。少阳乃阳气初生，虽生机勃发，应春生之气，然初生者阳气必少，其气尚微，《素问·血气形志》篇认为"少阳常少血多气"。少阳阳气始生，气血不足，抗病能力较弱。②疏利气机，通调水道。《素问·灵兰秘典论》云："胆者，中正之官，决断出焉。"又云："三焦者，决渎之官，水道出焉。"认为胆性正直，善于决断，与人体情志有关。而三焦则主疏通水道。胆与三焦经脉相联，功能相关，胆腑疏泄正常，则枢机运转，三焦通利，水火气机得以升降自如。③三阳离合，少阳为枢。《素问·阴阳离合论》云："是故三阳之离合也，太阳为开，阳明为阖，少阳为枢。三经者，不得相失也。"认为三阳经的离合，太阳主表，是敷布阳气以卫于外，故为开；阳明主里，受纳阳气以支援内脏，故为阖；少阳居于半表半里之间，转枢内外，故为枢。这三经开阖枢的作用，是相互为用，调合统一而不能相失。所以少阳为枢，居半表半里之位，为人身阴阳气机升降出入开阖的枢纽。

由于少阳具有上述生理特点，所以其抗御外邪的能力远不及太阳与阳明，《伤寒论》中云"血弱气尽，腠理开，邪气因入"，是言邪犯少阳，人体气血虚弱，阳气卫外无力，腠理疏松，外邪乘虚侵入所致。然少阳病又是外感热病过程中，由表入里、由寒转热的中间过渡阶段，其病性属热，其病位既不在太阳之表，又不在阳明之里，而是在半表半里之间。

【原文】

少阳之为病，口苦、咽干、目眩也。

【释义】

本条讲述少阳病提纲。

口苦、咽干、目眩三症，是少阳胆腑有热的表现。少阳之气主升发疏泄，其性喜条达而恶抑郁。邪犯少阳，升发疏泄机能失常，气机郁滞。气郁则易化火，故出现少阳病的热证。少阳胆腑内藏精汁，其味最苦，今热气蒸迫胆液上溢，必见口苦。凡见口苦，则多为肝胆火郁之证，确有其临床意义。若火热灼伤津液，则可见咽干。足少阳之脉起于目锐眦，且胆与肝互为表里，而肝开窍于目，故胆火上扰，干犯清窍，必头目昏眩。

口苦、咽干、目眩三症均缘于胆火上炎，是少阳胆热最常见的症状，也是病人的自我感觉，能从总体上揭示少阳病的本质，并及早认识疾病已经由寒化热，离表内传，进入表里之间，由此可以提高对疾病性质转化的预见性，因而将之作为本经提纲。邪入少阳，正邪纷争，枢机不利，影响脾胃的气机升降和受纳运化功能，又经常出现往来寒热、胸胁苦满、默默不欲饮食、心烦喜呕等症状，因此需与前文（太阳病篇）合参，以利于全面认识。

【原文】

少阳中风，两耳无所闻，目赤，胸中满而烦者，不可吐、下。吐、下则悸而惊。

【释义】

本条讲述少阳中风辨证、治禁与误治变证。

"少阳中风"即少阳经脉感受风邪。风为阳邪，其性善行而数变，遇火则热，得水则寒。足少阳胆经起于目锐眦，上头角，下耳后，入耳中，下贯胸膈；手少阳三焦经，布膻中，散络心包，下膈。少阳主火，受风邪影响，易于升腾。风火循经上行，扰于清窍，故耳聋、目赤。风火走窜经脉，结于胸胁，气机不畅，故"胸中满而烦"。

少阳病位在半表半里，非上非下，又无痰、食等有形之实邪，故"不可吐、下"。宜行和解之法，使少阳枢机得运，则风火自散。

少阳为小阳，抗邪能力本弱。若见"胸中满而烦"就误认为是实邪内阻，妄施吐、下之法，则病必不除。不仅对少阳之邪没有起到治疗作用，反而还要耗伤气血，以致心神失养，胆气虚损，决断失职，神无所主，而产生心悸、惊惕等变证，故少阳病禁施吐、下之法。

【原文】

伤寒，脉弦细、头痛、发热者，属少阳。少阳不可发汗。发汗则谵语，此属胃。胃和则愈；胃不和，烦而悸。

【释义】

本条补述少阳脉症、治禁与误汗变证、转归。

病伤于寒，头痛、发热者，本属太阳表证，当见浮紧或浮缓脉，则属太阳病证无疑。今见脉弦细，而不是浮紧或浮缓，说明病邪已不在太阳之表，而是由表向里传变，已经进入半表半里之间，故曰"属少阳"。属者，转属之意。因本为太阳伤寒，现在病情发生转化，已经传入少阳，故不言少阳病，而言"属少阳"。

伤于寒、病在表者，发汗则愈，但当病变传入少阳之时，病邪已经由寒化热，性质发生了根本性的改变，病位也已经转入半表半里之间，故在治疗方法上已"不可发汗"，而应改用和解枢机、助正达邪之法，以清除少阳半表半里之热。

如果误用辛温之药以强发少阳之汗，则必然助热生火，并劫伤胃中津液，而化热成燥。燥热上炎，扰乱心神，则可见神昏谵语。"此属胃"是已经由半表半里的少阳胆热转化为纯粹在里的阳明胃热，属于里热亢盛的实热证候。

胃热实证的转归如何，需视胃气能否自和以及津液能否自复来决定。若胃气能够自和，则胃热可以自行消除，津液可以自行恢复，神昏谵语等症状也可以自止。然阳明中土，万物所归，无所复传，胃热津伤常难以自和，需施以清泄热邪、滋养津液等法，如少与调胃承气汤，微和胃气，始能令其恢复，即"胃和则愈"。

若胃气不和，是迁延失治，或治非得法，药不奏效，以致胃热津伤更重。如果燥热亢盛，持续不解，津液不能恢复，则必将进一步耗伤阴血。阴血伤则心失所养，故可见心烦、心悸等症。

关于少阳病的脉象，太阳病篇与阳明病篇都曾有过论述。如前文"脉细者，此为阳微结"，这里的阳微结就属于少阳病的轻微热结。再如前文（太阳病篇）的"阳脉涩，阴脉弦，法当腹中急痛，先与小建中汤；不差者，小柴胡汤主之"，又提出了少阳病可见弦脉。本条更明确指出"脉弦细""属少阳"，是对以上两条精神的综合。脉弦主少阳经脉气机不利，脉细主少阳正气（气血津液）不足。

以上两条，都论述了少阳病的治疗禁忌，前条讲少阳病不可吐、下，吐、下则悸而惊，本条谓少阳病不可发汗，发汗则谵语，甚至发生烦、悸等症。金元时期的李东垣又提出少阳病还应有利小便之禁，对少阳治禁又做了进一步的补充。《医宗金鉴·伤寒心法要诀》对少阳治禁做了如下归纳："少阳三禁要详明，汗谵吐下悸而惊，甚则吐下利不止，水浆不入命难生。"

少阳病在治疗上禁用汗、吐、下与利小便之法，是言其常。然而，在小柴胡汤和解的基础上，若能根据病情变化，酌情兼用汗、下、利小便之法，则亦可取得良效，此又是言其变。故治疗少阳病证，如果能够做到知常达变，灵活巧妙，能方能圆，则更为全面地掌握了治疗方法，是为得道上工。

【原文】

本太阳病不解，转入少阳者，胁下硬满，干呕不能食，往来寒热，尚未吐下，脉沉紧者，与小柴胡汤。

柴胡八两　人参三两　黄芩三两　甘草三两，炙　半夏半升，洗　生姜三两，切　大枣十二枚，擘

上七味，以水一斗二升，煮取六升，去滓，再煎取三升。温服一升，日三服。

【释义】

本条讲述太阳病转入少阳的辨治。

本为太阳病，由于治疗不及时或治疗不当，病邪不但没有解除，反而化热入里，转入少阳。"胁下硬满"是少阳经气不利的反映，"干呕不能食"是少阳气郁而胃气不和，"往来寒热"是正邪交争于半表半里，而互有进退。此时如果未经误治，而脉见沉紧者，可用小柴胡汤治疗。

少阳病主脉本应为弦细，而此处却谓"沉紧"，何也？盖斯证"本太阳病不解，转入少阳"，邪离太阳之表，则其脉不浮，相对之下，亦可谓之

"沉"，并显示太阳表证已解。"紧"虽然不是少阳主脉，但弦之甚者，亦类似于"紧"。合称"沉紧"，还寓有少阳经脉气机郁滞不伸之意。

【原文】

若已吐、下、发汗、温针，谵语，柴胡汤证罢，此为坏病，知犯何逆，以法治之。

【释义】

本条讲述少阳病误治变证及其救治法则。

本条承接前文而来，彼言太阳传少阳，未经吐下之治法，仍以和解为主，可与小柴胡汤。此言少阳病迭用汗、吐、下、温针等法，误治再三，则病情不变者亦变，不坏者亦坏。少阳本无"谵语"，今发"谵语"，是病情恶化。柴胡证罢，即"往来寒热、胸胁苦满、默默不欲饮食、心烦喜呕"以及"口苦、咽干、目眩"等少阳病证已经消失，病离少阳之半表半里，而全陷入于里，故云"此为坏病"。"坏病"则病情更加沉重而复杂，难以再用六经病证直指其名。就"谵语"之"坏病"而言，有属于阳明里热亢盛者，也有属于他经者。既有邪实之"谵语"，也有正虚邪实之"谵语"，更有亡阳"谵语"，种种不一。况且此处也仅仅是举"谵语"为例而已，其他复杂表现不一而足，自属省笔无疑。因为病情沉重而复杂，难以用一种或几种治法说清楚，故只好"观其脉证，知犯何逆，随证治之"。至于具体治疗方法，则要观察其脉证变化，详究其致病根源，从而制定相应的治疗方法。

以上两条说明了三个问题：太阳病不解，可自然传变而转入少阳；误治变证不仅发生于太阳病，也可见于少阳病；少阳病误治变证多端，很难以一种治法而概括全面，张仲景所谓"知犯何逆，以法治之"，仅是一个救治的原则。

【原文】

三阳合病，脉浮大，上关上①，但欲眠睡，目合则汗。

【词解】

①上关上：意思是指脉象浮大而长，直达关部以上至寸部。

【释义】

本条讲述如何辨三阳合病的脉象。

"三阳合病"是指太阳、少阳、阳明合病，即三阳病证同时出现。脉"浮"属太阳，"大"属阳明，"上关上"属少阳。"上关上"谓脉长直有力，与少阳弦脉同类，盖弦脉则端直以长，如张弓弦。三阳之脉并见，故曰"三阳合病"。

邪热壅盛，扰于神明，则昏昏而欲眠睡。此之"但欲眠睡"要和少阴病"但欲寐"相区别。三阳合病，但欲眠睡，其脉浮大，上关上，是一派阳热旺盛之象。少阴病，但欲寐，脉见微细，是一派阳衰阴盛之证。二者虽均有但欲眠睡，但寒热虚实迥异。

"目合则汗"，即眼睛闭上就出汗，亦称为盗汗。少阳为半表半里而主枢，关系人体阴阳表里出入之机。目合则阳入于阴，少阳本主相火，阳热内迫，则里热更盛。阳加于阴谓之汗，里热盛而逼津外渗，所以目合则汗，这正是少阳经有邪热的反映。

本条所述三阳合病，仍以少阳邪热为重，文中虽未提及治法，但根据病情分析，当先从少阳论治，以和解枢机、清泄胆热为主，使枢机利、表里和，则三阳病证可解。

【原文】

伤寒六七日，无大热，其人躁烦者，此为阳去入阴①故也。

【词解】

①阳去入阴：离表入里。

【释义】

本条指出表病入里辨证。

"伤寒六七日，无大热"，应是外感表证已经过了一个周期，发热、恶寒、头痛、脉浮等表证已经消失。今身无大热，其人躁烦，则是表证不复存在，病邪已经向里传变。若病人身有大热、不恶寒、但恶热、烦躁不安，则是里热亢盛的阳明证候。今病人"无大热"可推测为身有热而热不甚，"躁烦"则可推测为有点轻度烦躁而情绪不安，热邪未尽入里，而尚在半表半里之间，与少阳枢机不利、不能枢转有关。邪气由表入里，常以少阳为通路，因少阳为表里之枢。若表邪不甚，人体正气亦偏弱，则病邪在由表入里的过程中，就有可能稽留于表里之间，而发生"无大热，其人躁烦"的情况。治从少阳，用小柴胡汤和解之，则其证可以消失。

【原文】

伤寒三日，三阳为尽，三阴当受邪，其人反能食而不呕，此为三阴不受邪也。

【释义】

本条讲述表邪不传三阴的辨证。

"伤寒三日"仅为举例而言，临证不必拘泥于日数。伤寒病已过数日，按一般规律，三阳经已传尽，三阴经当受邪。三阴受邪，太阴则首当其冲，因为太阴为三阴之始。太阴病应见腹满而吐、食不下等证候，而今"其人反能食而不呕"，表明脏气未虚，中州健运，脾胃之气调和。太阴脾气健旺，则少阴、厥阴亦安，既不见少阴吐利、欲吐不吐，更无厥阴饥不欲食、食则吐蛔，自是未传三阴，故谓"三阴不受邪也"。本条的辨证意义还在于临床治疗疾病时，需要注意少阳之气的盛衰，只要少阳之气不衰，病邪就有可能外解，未必一定会由表入里而传入三阴。

【原文】

伤寒三日，少阳脉小者，欲已也。

【释义】

本条指出辨少阳病欲愈的脉象。

"伤寒三日"，病邪已经传入少阳。少阳病，应见弦脉，而今脉象不弦反小，说明少阳胆热已衰。以脉断病，是小则病退之义。少阳是为小阳，脉当弦细，如脉仅见细小而不弦，反映邪气已经衰退，正气尚待恢复，是病情向愈的征象，所以说"少阳脉小者，欲已也"。

临床最好是脉症合参：伤寒三日，病传少阳，脉小，并诊得全身证候逐步减轻，渐趋和平，表明少阳之邪已退，病将向愈。反之，如果少阳之脉虽小，而证候却不减轻，甚至加重，则是邪胜正虚，病邪有内陷之势，需作鉴别，勿与本条混淆。

【原文】

少阳病，欲解时，从寅至辰上。

【释义】

本条指出少阳病欲解的时间。

寅至辰，指寅、卯、辰三个时辰，即现在的3—9时，共6个小时。卯时前后是日出阳升之时。少阳属木，其气通于春。春建于寅，是阳气生发之始。少阳病为枢机不运，胆火内郁之证。此时乘自然界阳气之升，被郁的胆火容易舒发，则枢机自能运转，三焦得以通畅，故为少阳病欲解之时。

第五章　辨太阴病脉证并治

　　太阴包括手太阴、足太阴二经和肺、脾二脏，但从太阴篇来看，主要是论述足太阴脾的病变，而手太阴肺的病证大多已在太阳病篇论述。足太阴脾经起于足大趾内侧端，上行沿小腿内侧，交厥阴经之前，沿大腿内前侧上行，入腹，属脾络胃。由于经络相互络属的关系，使足太阴脾与足阳明胃互为表里。脾胃位居中焦，脾主运化，升清阳，主四肢，胃主受纳，腐熟水谷，与脾合称为后天之本。脾胃为人体气机升降之枢纽，脾主升，胃主降，脾以升为顺，胃以降为和，脾胃各项功能协调，则清阳得升，浊阴得降，水精四布，五脏得荣。若脾胃虚弱，或被邪气所犯，以致中阳不足，运化无力，寒湿内停，升降失常则形成太阴病。

　　太阴病的成因有三：一是六淫之邪（主要是寒湿之邪）直接侵犯中焦，或七情中的忧思伤脾，或饮食劳倦所伤，从而使脾胃虚弱，运化失职；二是先天禀赋不足，脏气虚弱，脾之阳气不足而自病；亦可因脾胃素虚，复被邪气所犯而发病；三是三阳病失治误治，损伤中阳，从而转为太阴病。

【原文】

太阴之为病，腹满而吐，食不下，自利①益甚，时腹自痛。若下之，必胸下结硬②。

【词解】

①自利：不因攻下而出现大便稀溏甚或夹有黏冻的证候。

②胸下结硬：胃脘部痞结胀硬。

【释义】

本条讲述太阴虚寒证诊断要点及误下后变证。

太阴虚寒证是脾阳不足，寒湿内蕴所致。因脾主运化，脾阳不足，阳虚生寒，水谷失运，易见寒湿停滞、阻碍中焦气机之证，因见腹部胀满之象。脾与胃互为表里，太阴脾病，水谷不化，浊气内阻，上逆于胃，则见吐而食不下之证。脾阳不足，清气不升反而下流，病人虽食不下却反见下利甚剧之象，由于此下利非因外邪及攻下造成，故称自利。脾阳不足，温煦无力，太阴脾络拘挛不畅，故见腹痛；阳气稍振则太阴脾络拘挛可暂得缓解，是以腹痛呈时作时缓之象。

腹满、腹痛、食不下等症，既可见于太阴虚寒证，也可见于阳明热实证。脾虚寒证的腹满以胀满时减为特征，即"腹满时减，复如故"，且喜得温按，腹满痛也不因利下而减轻。阳明结实的腹满痛，一般无明显减缓之时，即或稍减亦程度轻微，即"腹满不减，减不足言"，且满痛拒按，即使是利下的"热结旁流"、泻下臭秽粪水，而其满痛亦不因此而得除。阳明结实的腹满痛为邪实有余，太阴脾虚寒证的腹满痛为正虚不足。虚寒证误用攻下，则正气愈虚，寒湿愈甚，易发生寒凝气结的胸下（胃脘部）结硬。

【原文】

自利不渴者，属太阴，以其藏有寒①故也，当温之，宜服四逆辈②。

【词解】

①藏有寒：藏同脏，即太阴脾脏虚寒。

②四逆辈：指四逆汤一类方药，包括理中汤在内。

【释义】

本条指出脾阳不足、寒湿内蕴证的主证、病机及治则。

本证性质属太阴虚寒，下利、口不渴是太阴阳虚证的特征表现。当有腹满时痛，喜得温按，舌淡胖、有齿印、苔薄腻，脉浮缓无力等。阳虚则生内寒，水湿不化，治疗当予兼顾。"当温之"是基本治疗原则，宜在温阳健脾的同时，兼以祛寒燥湿。文中提出"宜服四逆辈"，而未出具体方剂，意在根据病情轻重，灵活选方。如中虚尚轻者可用理中汤，中虚兼命门火衰者，则宜用四逆汤等。

【原文】

伤寒脉浮而缓，手足自温者，系在太阴①；太阴当发身黄，若小便自利者，不能发黄；至七八日，虽暴烦下利日十余行，必自止，以脾家实②，腐秽③当去故也。

【词解】

①系在太阴：即病已转入太阴。

②脾家实：脾阳恢复，"实"非邪实。

③腐秽：肠中腐败秽浊之物，此处指肠中停留时间较久的大便。

【释义】

本条讲述太阴虚寒证的两种不同转归及其机制。

感受寒凉后,脉浮而缓,且手足自温,是病已转入太阴。本证颇似太阳中风,但并未与恶寒发热、头身疼痛等并见,故非太阳表证。"脉浮而缓"是"舒缓不急"之意,乃脾虚不足、寒湿失运之象。阳虚则生寒,一般应见畏寒、手足不温之证,由于太阴脾主肌肉、四肢,其阳气虽虚,但不似少阴阳虚那样严重,其已虚之阳仍能温煦所主之四肢,故手足自温。

太阴脾阳气不足,寒湿内阻,水谷不化,水湿停滞,阻遏日久,土壅木郁,胆汁失其常道而外溢,因见发黄之证;由于其主因在于湿邪壅遏,故发黄前多见小便不利。如果小便通利,湿邪得以外泄,则一般不会发黄。太阴发黄源于阳虚寒湿困遏,故黄色晦暗,自利,口不渴,舌淡胖,苔白腻,应属于阴黄范畴。

本证发黄应与前述阳明湿热发黄区分,根据黄色晦明、发热有无、口苦口淡、舌质红淡、苔黄腻白腻等常可做出鉴别。

本证与前述阳明寒湿发黄因同属阴黄,较易混淆。胃失和降,以呕吐为主者,属阳明寒湿发黄。脾气不升,以下利为主者,属太阴寒湿发黄。

太阴病,得到正确治疗,或因机体正气自然恢复,疾病有转愈之机。

太阴脾虚寒证病人,出现心烦且下利次数增多,甚则一天十余次者,有可能是脾阳渐复,有能力驱除腐败秽浊之气外出的佳兆,即所谓"脾家实"。当腐败秽浊之物被排出后,病人下利将自行停止。

脾阳恢复的心烦下利,虽下利日十余行,但病人精神较振奋,手足亦温,苔腻渐化,脉转和缓,下利症状在短期内即自动消失。

如果下利不止,病情加重,精神逐渐萎靡,手足逆冷,苔腻不化,脉来微细,或虽利止而诸症不减,且伴皮肤干瘪,眼眶凹陷,脉来见芤等,则已转为少阴虚寒重证,应按少阴病论治。

【原文】

本太阳病,医反下之,因尔腹满时痛者,属太阴也,桂枝加芍药汤主之;大实痛者,桂枝加大黄汤主之。

桂枝加芍药汤方

桂枝三两,去皮　**芍药**六两　**甘草**二两,炙　**大枣**十二枚,擘　**生姜**三两,切上五味，以水七升，煮取三升，去滓，温分三服。本云桂枝汤，今加芍药。

桂枝加大黄汤方

桂枝三两，去皮　　**大黄**二两　　**芍药**六两　　**生姜**三两，切　　**甘草**二两，炙
大枣十二枚，擘

上六味，以水七升，煮取三升，去滓，温服一升，日三服。

【释义】

本条讲述太阴气滞络瘀证证治。

太阳病，当用辛散解表之法，误用攻下，则表邪内陷。

误下伤脾，邪陷入里，土壅则木郁，终则形成太阴气滞络瘀之证。气滞不畅，络脉瘀滞，不通则痛，因见腹部胀满不舒，疼痛阵作之证；若证情较重，则病人可见"大实痛"之候。与"腹满时痛"相较，"大实痛"是疼痛程度较重，无有休止，气滞络瘀的程度也较为严重。

桂枝加芍药汤在桂枝汤基础上倍用芍药，变祛风解肌、调和营卫之剂为辛温宣通、缓肝舒挛、通络止痛之用。

方中桂枝、甘草辛甘化阳，温通和脾；芍药、甘草酸收，缓肝之急，芍药兼能通络行痹止痛；生姜、大枣和胃益脾，奠安中焦，并能防肝木之乘，适用于脾滞土壅而肝木乘之的腹满时痛证。

桂枝加大黄汤是在桂枝加芍药汤的基础上再加大黄。

加大黄是用于"大实痛"之证，而究其证候本质，实际仍属脾土壅实、肝木乘犯、气滞络瘀之证，只是由于土壅殊甚，故在桂枝加芍药汤的基础上复加大黄，意在增强其通络止痛之力；同时，由于大黄兼可入于胃肠，使腑气通畅，则脾土壅滞易解。

【原文】

太阴为病，脉弱，其人续自便利，设当行①大黄、芍药者，宜减之，以其人胃气弱，易动故也。

【词解】

①行：此处是使用的意思。

【释义】

本条讲述太阴气滞络瘀证并见脾气虚弱时的治疗方法。

太阴气滞络瘀，腹满时痛，或"大实痛"，大便不甚通利，是气机阻滞、肠道传导异常之故，非阳明内实之候。中虚虽轻，但大便溏薄，如果必须使用通经活血的大黄、芍药等，用量不宜太大，因苦寒酸柔之品有碍脾气升清，过量则致脾虚更甚。告之以"胃气弱，易动"之变，需要预防。通过适当减少大黄、芍药等苦寒、酸柔之品的分量，可达到既通阳活血又不碍脾气的治疗结果。

第六章 辨少阴病脉证并治

少阴包括手少阴、足少阴二经和心、肾二脏。心肾统属少阴，手少阴心属火，主血脉，统神明；足少阴肾属水，主藏精，为人体阴阳之根，先天真气之所系，元阴元阳之所寓，为水火之宅。在生理情况下，心火在上，肾水在下，心火下温于肾，使肾水不寒，肾水上奉于心，使心火不亢。心肾相交，水火既济，以维持人体的阴阳动态平衡，激发五脏六腑的生理动能，使人健康无病。若邪侵少阴，心肾受病，真气损伤，以致人体阴阳失衡，即可发生心肾失调、水火不济的少阴病。

少阴，即阴气较少之意。人体之精气来源于津液而少于津液。津液和与津液活动有关的脾肺属太阴，而精气及与精气活动有关的心肾属少阴，故称少阴为阴中之"小阴"。

少阴病的发生，一是素体少阴阳虚或阴虚，复感外邪，邪气直犯少阴，内外合邪而发病；二是他经病证失治、误治，损伤心肾阴阳，从而转属少阴。其中因太阳与少阴互为表里的关系，故太阳病最易转入少阴。另外，少阴和太阴有子母关系，病变中常子盗母气，故太阴虚寒也易传入少阴，成为脾肾阳虚证等。少阴病以心肾虚衰、水火不交为主要病机，以"脉微细，但欲寐"为主要脉症特点。

【原文】

少阴之为病，脉微细^①，但欲寐^②也。

【词解】

①脉微细：微是脉的搏动轻微无力；细是脉的形态细小。
②但欲寐：是指迷迷糊糊似睡非睡的状态。

【释义】

本条为少阴病寒化证脉症提纲。

少阴属心、肾两脏，心主血，属火；肾藏精，主水。久病则心肾两虚。如阳气衰微，无力鼓动气血运行则脉微；阴血虚少，脉道不充则脉细。本条微细并提，重点在微，因为微脉的形状必细，王叔和解说"微脉极细而软，或欲绝，若有若无""细脉大于微，常有，但细耳"。细脉主阴血虚少，不一定兼微。微脉主阳气虚，其形必细。脉微细是心肾阳虚的本质反映，与"但欲寐"并见，可以确诊。"但欲寐"非真能入寐，而是病人精神萎靡，处于似睡非睡状态，是心肾阳虚、阴寒内盛、神失所养所致。临床上如果见到"脉微细，但欲寐"，即表明少阴心肾之阳已虚，就应给予温阳之治，才能防止其向亡阳厥脱转变。临床少阴病确以心肾阳虚为多见，将之作为少阴病的审证提纲，对于少阴寒化证，寓有"见微知著"的意义。

【原文】

少阴病，欲吐不吐①，心烦，但欲寐。五六日，自利而渴者，属少阴也，虚故引水自救；若小便色白②者，少阴病形悉具。小便白者，以下焦③虚有寒，不能制水，故令色白也。

【词解】

①欲吐不吐：是指要吐而又不得吐出之状态。

②小便色白：小便色清而不黄，此处白作清解。

③下焦：此处指肾。

【释义】

本条讲述少阴病寒化证的辨证要点。

少阴阳虚阴盛，下焦阳气衰微，寒邪上逆，使胃气失于和降，故欲吐，然由于肠胃空虚，胃中无物，所以虽欲吐而复不能吐；阴寒盛于下，则虚阳易于上扰，且虚阳与寒邪相争，故心烦。少阴阳虚已甚，神疲不支，故但欲寐。

少阴虚寒，治当温阳祛寒，不可被"欲吐不吐，心烦"所惑。推延至五六日，则阳虚阴盛更甚，火不暖土，脾失升运，发生自利。阳衰不能蒸化津液，津不上承，可见口渴，但渴喜热饮，饮量亦必不多，所谓"虚故引水自救"，以充养阳气和阴液。此为少阴下利的特点，病情已重于太阴下利。

仅据欲吐不吐、心烦、自利而渴等症，即诊为阳虚寒盛，尚嫌依据不足，"若小便色白"，则"少阴病形悉具"。因小便色白清长，是阳虚寒盛的确证。"小便白者，以下焦虚有寒，不能制水，故令色白也"，是对下焦阳虚阴盛而小便色白机制的阐述。因"自利而渴"并非专属少阴寒证，必须参考小便情况，才能确诊无误。小便色白清长是少阴阳虚寒化证的又一辨证要点。

本条云"自利而渴者，属少阴"，后文云"自利不渴者，属太阴"，可见下利一证既可见于太阴病，也可见于少阴病，其辨证要点在于口渴与否。太阴属脾家寒湿，所以自利不渴；少阴属下焦阳虚，不能蒸化津液上承，所以自利而渴。

阳经实热证也常见口渴下利，但阳证下利，必臭秽异常，肛门灼热，苔色黄垢，且必伴身热脉数等症。少阴阳虚的下利口渴，利必清稀，或完谷不化，苔白润，且必伴恶寒脉微等。

【原文】

病人脉阴阳俱紧，反汗出者，亡阳也，此属少阴，法当咽痛而复吐利。

【释义】

本条讲述辨少阴亡阳的脉症。

脉阴阳俱紧，即寸、关、尺三部俱紧，紧脉见于少阴，当为沉紧，沉主里而紧主寒，表明少阴里寒偏盛。里寒证不应有汗，张仲景早有明训，谓"阴不得有汗"，而今反有汗出者，是少阴阴寒太盛，逼迫虚阳外亡的征象，即所谓"亡阳也"。

少阴脉循喉咙，虚阳循经上越，郁于咽嗌，故有咽痛之证，但这种咽痛由阴寒极盛而虚阳上浮所致，多不红不肿，和实证之咽痛完全不同；阴寒内盛，中阳不守，阴寒上逆则吐，阴寒下注则利。

本条张仲景未出治法方药，但从"亡阳"二字判断，应急投大剂姜、附以回阳固脱，可选用四逆汤方药。

【原文】

少阴病，咳而下利，谵语者，被火气劫①故也，小便必难，以强责②少阴汗也。

【词解】

①被火气劫：被火邪所伤。劫，作逼迫解。
②强责：过分强求。强责少阴汗，是少阴不当发汗而强用发汗。

【释义】

本条讲述少阴病被火劫伤阴的变证。

少阴病的本质是阳虚或阴虚之候，"咳而下利"，既可见于阳虚阴盛，或兼水气，又可见于阴虚有热，或兼水气。见于阳虚阴盛，当温补元阳，宜四逆辈；兼水气，当温阳利水，宜真武汤。见于阴虚有热，当滋阴降火，宜黄连阿胶汤；兼水气，治当清滋利水，宜猪苓汤。无论阳虚阴盛，还是阴虚有热，都不可用发汗法治疗。阴虚火旺者，误用火法，强发其汗，劫伤津液，津伤胃燥，火热之邪上升，扰乱心神，则见谵语。发汗更伤少阴阴液，肾阴伤则化源不继，故"小便必难"。"被火气劫故也"和"以强责少阴汗也"就是对"谵语""小便必难"病因病机的准确注解。

【原文】

少阴病，脉细沉数，病为在里，不可发汗。

【释义】

本条指出少阴病禁用发汗法。

少阴病属里属虚。病里则脉必沉，病虚则脉多细。沉细相兼，主病里虚。凭此二脉，就可断定不可发汗。数脉主热，也主虚。热病虚证多见脉数。在少阴病，热化证，阴虚则火旺，虚火致数；寒化证，阴盛格阳，虚阳外越致数。阴虚热化证误汗，则易伤阴动血；阳虚寒化证误汗，则致虚阳外脱。少阴里证，无论热化寒化，均禁用发汗法。

【原文】

少阴病，脉微，不可发汗，亡阳故也；阳已虚，尺脉弱涩者，复不可下之。

【释义】

本条指出少阴病汗、下禁例。

少阴病，脉微，为阳气虚，若误用发汗，则有大汗亡阳之虞，故曰"不可发汗"，"亡阳故也"则是对"不可发汗"原因的补充说明。

"阳已虚"是承前"脉微"而言。尺脉弱涩，为阴血不足。阳已虚，复见尺脉弱涩，则为阴阳两虚，不可使用攻下法。即使有便秘之证，亦当禁用下法，误下则有虚虚之虞，宜温补以润下，可取肉苁蓉等温阳通便药物治疗。

【原文】

少阴病，脉紧，至七八日，自下利，脉暴微①，手足反温，脉紧反去者，为欲解也，虽烦下利，必自愈。

【词解】

①脉暴微：脉紧突然变为微弱。

【释义】

本条讲述少阴病阳复阴退自愈的脉症。

少阴病，脉紧，是里寒较盛。病至七八日，见自下利，脉象又突然转变为微弱无力，手足不逆冷而反温，脉紧反而消失，这是阳气来复、寒邪消退的表现，故张仲景得出"为欲解也"的结论。阳气来复，寒邪消退，阳回阴退，阴阳渐趋平衡，故曰"虽烦下利，必自愈"。其时之烦，乃是阳气恢复，能与邪气相争，下利则属于正胜驱邪外出。

反之，若自利无度，手足逆冷，自汗蹈卧，神情躁扰不安，则是阴阳离决的危候，二者不可混淆。

【原文】

少阴病，欲解时，从子至寅上。

【释义】

本条指出少阴病欲解的大概时间。

"从子至寅上"是子、丑、寅三个时辰，相当于23时至次日5时的这段时间，正是阳气渐生之时，阳长则阴消，阳进则阴退，而少阴病多为心肾阳衰之证，少阴得阳生之气，有利于消除全身阴寒之邪，寒退则病可解，为少阴病欲解时。

疾病的欲解虽与自然界的阳气盛衰有关，但这只是一个外部影响，只是提供了一种有利的条件，并不是唯一起决定作用的因素，因为病解与否，取决于邪正的进退，内因起决定作用，外因只起协同作用。

【原文】

少阴病，吐利，手足不逆冷，反发热者，不死。脉不至者，灸少阴①七壮②。

【词解】

①灸少阴：用艾火灸少阴经脉所循行的穴位。
②七壮：1个艾炷为1壮，7壮就是灸7个艾炷。

【释义】

本条指出少阴病吐利、阳虚未甚、脉不至者，可用灸法。

少阴病虽见吐利，但手足不逆冷，则表明阳虚不甚，中土之阳气尚强；手足不逆冷而"反发热"是阳能胜阴，所以断为"不死"，"不死"则为"可治"。

少阴病吐利，手足逆冷，脉微欲绝，"反发热"，则是阳气脱越或阴盛格阳于外之危象，二者不可混淆。

证属阳虚不甚而非阴阳离绝，反见"脉不至"，是吐利暴作，阳气乍虚，脉一时不能接续，故张仲景只言"脉不至"而不言"脉绝"，其治疗当以温通阳气为法，使阳气通则脉自至，"灸少阴"有温通阳气的作用。示人药物治疗之外，还可用灸法。太溪、复溜、涌泉等可用。灸关元、气海则更好。

【原文】

少阴病，但厥无汗，而强发之，必动其血，未知从何道出，或从口鼻，或从目出者，是名下厥上竭①，为难治。

【词解】

①下厥上竭：厥逆因于下焦阳虚，故称下厥；阴血因上出而耗竭，故称上竭。

【释义】

本条讲述强发少阴汗而导致动血的变证。

少阴病"不可发汗"，误发其汗，则有亡阳脱液之变。

病入少阴，气血阴阳均已虚损。厥为阳气虚衰，无汗则是尚未至亡阳的表现，其治当以温肾回阳为法，切不可发汗。若强发其汗，不但伤阳，而且伤阴，更能扰动营血，血随虚阳上涌，循清窍而出，或从口鼻而出，或从眼目而出，仓促之际实难逆。

厥逆因阳气衰于下，故称"下厥"，阴血又从口鼻眼目外出而竭于上，故称"上竭"。下厥治当用温，而上竭又不宜用温；上竭当用清凉，但又碍于下厥。顾此失彼，相反相妨，故"为难治"。

本条与上条同为少阴出血，但上条之证是少阴之邪热涉于膀胱，热邪迫血妄行，血从下出，无阳亡阴竭之变；本条之证血从上出，是阳厥于下而阴竭于上，阴阳两竭。二者病理机转不同，故上条未言"难治"，而本条明言"难治"。

【原文】

少阴病，始得之，反发热，脉沉者，麻黄细辛附子汤主之。

麻黄细辛附子汤方

麻黄二两，去节　细辛二两　附子一枚，炮，去皮，破八片

上三味，以水一斗，先煮麻黄，减二升，去上沫，内诸药，煮取三升，去滓，温服一升，日三服。

【释义】

本条讲述少阴阳虚兼表的证治。

少阴虚寒证，本不应发热，今始得病即见发热，故曰"反发热"。发热一般多为太阳表证，太阳病其脉当浮，现脉不浮而沉，沉脉主里，为少阴里虚，脉症合参，是证当属少阴阳虚兼太阳表寒证，即所谓太阳与少阴两感证。此为表里同病，其治当视表里证之轻重缓急而确定是先表后里还是先里后表，抑或表里同治。是证见少阴里虚之脉，但尚未见下利清谷、手足厥冷等少阴阳虚阴盛之证，即少阴阳虽虚而尚不太甚，所以用表里同治、温阳发汗法，方用麻黄细辛附子汤。

如症见下利肢厥，则少阴阳虚较甚，里证为急，其治则当先温其里，急救少阴之阳，本方即不可用。以方测证，是证之太阳表证当属风寒表实，故还当有恶寒无汗等症。少阴与太阳为病，均当有恶寒之证，张仲景虽未言及，当是省文。

证属太阳少阴两感，少阴阳虚尚不太盛，太阳风寒郁闭，治以温经解表为法，方用麻黄细辛附子汤，方中麻黄解表邪，附子温肾阳，细辛气味辛温雄烈，佐附子以温经，佐麻黄以解表，三药合用，于温经中解表，于解表中温阳。

【原文】

少阴病，得之二三日，麻黄附子甘草汤，微发汗。以二三日无证①，故微发汗也。

麻黄附子甘草汤方

麻黄二两，去节　甘草二两，炙　附子一枚，炮，去皮，破八片

上三味，以水七升，先煮麻黄一两沸，去上沫，内诸药，煮取三升，去滓，温服一升，日三服。

【词解】

①无证：此处指无吐利等里虚寒证。《玉函经》《注解伤寒论》均为"无里证"。

【释义】

本条补充少阴病兼表的证治。

上条以麻黄发汗，附子温经，本条也用麻黄、附子，所以亦当是少阴与太阳两感证，亦当有发热、无汗、脉沉等症。"无里证"是审证要点，是指无吐利等典型的里虚寒证而言。只有在无里证的情况下，才能采用表里同治的发汗法与温经并用之法治疗，否则，如见吐利等典型的里虚寒证，其治疗则当采用先里后表之法，而不能表里同治。

本条与上条的差异，仅是证情的缓急不同，上条言"始得之"，是证情稍急；本条言"得之二三日"，是证情稍缓，且正气较虚。故在用药上，上条以细辛之升，温经散寒；本条以甘草之缓，取其微汗，且可益气和中，保护正气。

本方证的病机仍是太阳少阴两感，只是证情稍缓，其治疗仍以温经解表，微发其汗为法，方用麻黄附子甘草汤。该方为麻黄细辛附子汤去细辛加炙甘草而成，因病情比较轻缓，故去辛窜之细辛，加甘缓之炙甘草。方中麻黄解表邪，附子温肾阳，炙甘草既可扶中益气，又可缓麻黄之发散，以求微微得汗而解，不致过汗，使之成为温阳解表，微发汗而又不伤正气的平和之方。

【原文】

少阴病，得之二三日以上，心中烦，不得卧，黄连阿胶汤主之。

黄连阿胶汤方

黄连四两　黄芩二两　芍药二两　鸡子黄二枚　阿胶三两（一云三挺）

上五味，以水六升，先煮三物，取二升，去滓，内胶烊尽，小冷，内鸡子黄，搅令相得，温服七合，日三服。

【释义】

本条讲述少阴病阴虚热盛的证治。

少阴病有寒化、热化之分。本条"少阴病，得之二三日以上，心中烦，不得卧"则是少阴热化证的脉症代表。然而，少阴热化证的形成，既可是邪从热化，即寒邪化热，也可是由阳明热邪灼伤真阴而成，还可因感受温热之邪内灼真阴所致。只要具有真阴伤而邪热炽的脉症，就可确诊为少阴热化证。

少阴病，得之二三日以上，便出现"心中烦，不得卧"之证，说明肾水素亏，即素体阴虚，邪从热化，肾水不足，心火亢旺，心肾不交，水火不济，是以"心中烦，不得卧"。本条叙证较略，临床见证还当有咽干口燥、舌红苔黄、脉沉细数等症。是证并非纯属虚证，除有阴伤之虚外，尚有邪热之实，故治以黄连阿胶汤滋阴清热而交通心肾。

本证的烦躁不得卧自与阳虚阴盛，虚阳浮越，阴阳离决的烦躁不得卧不同，临床不难鉴别。与栀子豉汤证虽皆有邪热，但其见证及病机不同，当予以鉴别。栀子豉汤证的虚烦不得眠为热扰胸膈，其肾水不虚，而见证尚有反复颠倒、心中懊憹、胸中窒、心中结痛等，且舌苔多见黄白，治宜清宣郁热而除烦。黄连阿胶汤证为阴虚阳亢而有热，其证当有咽干口燥，而无热扰胸膈的见证，其舌红苔黄而乏津，治宜滋阴清热降火而交通心肾。

黄连阿胶汤是阴虚热盛之方，吴鞠通谓"阴既方而实邪正盛"，并强调"邪少虚多者不得用黄连阿胶汤"。其治以滋阴清热降火，交通心肾为法。方由黄连、黄芩、芍药、鸡子黄、阿胶等组成，方中黄连、黄芩清心火，除烦热；阿胶、芍药、鸡子黄滋肾阴，养营血，安心神。芍药与黄连、黄芩相伍，酸苦涌泄以泄火，与鸡子黄、阿胶相伍，酸甘化阴以滋液，又能敛阴安神以和阴阳，共成泄心火、滋肾水、交通心肾之剂。主要用于邪实正虚，阴虚火旺之证，特别是对心肾不交的顽固性失眠证，尤多良效。

【原文】

少阴病，得之一二日，口中和①，其背恶寒者，当灸之，附子汤主之。
附子汤方
附子二枚，炮，去皮，破八片　茯苓三两　人参二两　白术四两　芍药三两
上五味，以水八升，煮取三升，去滓，温服一升，日三服。

【词解】

①口中和：即口中不苦、不燥、不渴。

【释义】

本条讲述阳虚寒湿证的证治。

"口中和"是少阴阳虚寒湿证的审证要点。口中不苦、不燥、不渴谓之口中和，知里无邪热，是以背恶寒当是少阴阳虚，失于温煦所致。治以灸、

药同用，用灸法以壮元阳、消阴寒，可选大椎、膈俞、关元、气海等穴。用附子汤以温经散寒，补益阳气。灸法与汤药配合使用，可增强药物温经散寒的作用，以提高治疗效果。

本证"背恶寒"与白虎加人参汤证的"背微恶寒"的性质完全不同，白虎加人参汤证的背微恶寒，是由邪热内炽，汗出太多，肌腠疏松，津气不足所致，必口中燥渴引饮；本证背恶寒为阳虚寒盛，失于温煦所致，除口中和外，尚有脉沉肢冷而无热无汗等证。

本证"背恶寒"与太阳表证的恶寒也不相同，太阳表证的恶寒为邪袭肌表，卫阳被郁所致，必与发热头痛、脉浮等症并见。

本证的病机系肾阳虚而寒湿浸渍骨节，治以温经散寒，补益阳气，灸、药同用，其灸可选用大椎、膈俞、关元、气海等穴，药物治疗用附子汤，由附子、茯苓、人参、白术、芍药组成。方中重用炮附子温经散寒邪，伍以人参大补元阳；凡阳虚者多水湿凝滞不化，故配以茯苓、白术健脾以除寒湿；佐以芍药以和营血而通血痹，可加强温经止痛的效果。本方以附子、人参为主药，故其治在于补益脾肾而固根本。

【原文】

少阴病，身体痛，手足寒，骨节痛，脉沉者，附子汤主之。

【释义】

本条讲述少阴阳虚寒湿凝滞身痛证的证治。

此条与上条同为少阴寒盛。上条口中和，其背恶寒者，附子汤主之，侧重于阳虚；本条身体痛，骨节痛，手足寒，脉沉者，附子汤主之，侧重于寒盛。若二者兼有，则更可用附子汤主之。

本条"手足寒，脉沉者"是辨证关键，由于身体痛、骨节痛并非皆属虚寒，而手足寒、脉沉才能说明是阳气虚弱。里阳不足，生阳之气，陷而不举，故其脉沉；阳气虚衰，不能充达于四末，故手足寒；阳气虚衰，阴凝之气滞而不行，留着于经脉骨节之间，不通则痛。少阴阳虚而寒湿凝滞，故治以附子汤温经驱寒除湿，俾阳气复而寒湿除，则身痛可愈。

身痛一证，《伤寒论》中多处提及，除本证外尚见于麻黄汤证和桂枝新加汤证。

麻黄汤证的身痛为风寒之邪束表，卫气闭塞，营阴郁滞所致，必伴有发热恶寒、无汗、脉浮，其手足不寒，治当发汗解表，得汗出则身痛自除。

桂枝新加汤证的身痛为气营两虚，肌体失养所致，以汗出身痛，脉沉迟为特点，治当补益气营，俾气营复，肌体得以温养，则身痛可止。

附子汤证之身痛为少阴阳虚，寒湿凝滞所致，症见手足寒、脉沉，治以附子汤温经驱寒除湿，使阳气复而寒湿去，则身痛自愈。

第七章　辨厥阴病脉证并治

厥阴即足厥阴、手厥阴二经与肝、心包二脏，并兼及其所络属的脏腑。足厥阴肝主藏血，寄相火，主疏泄，性喜条达而恶抑郁，与胆为表里，对脾胃的受纳、消化和气机的升降起重要作用。手厥阴心包为心之外卫，代心用事。心包之火以三焦为通路而达于下焦，使肾水温暖以养肝木。在生理情况下，肝胆疏泄条达，一身气机和畅，肝火不亢，肾水不寒，胆木生发之机充盛，以维持人体各部分组织器官正常的功能活动。若病人厥阴，则肝失条达，气机不利，阴阳失调。

厥阴为六经中最后一经，具有阴尽阳生，极而复返的特性，故厥阴为病，在阴寒盛极之时，每有阳气来复之机，其病往往是阴中有阳，如《诸病源候论》所说"阳并于上则上热，阴并于下则下冷"，故厥阴病的特征，以上热下寒、寒热错杂为主。

厥阴病的形成，一般有三种途径：一是三阳误治或失治，邪气内陷。其中以少阳之邪最易陷入厥阴，以少阳与厥阴相表里故也，此属表里经传；二是太阴、少阴病不愈，致使邪气进一步内传厥阴，此属循经相传；三是本经发病，多因先天禀赋不足，脏气虚弱，以致邪气直犯厥阴，此即外邪直中。

【原文】

厥阴之为病，消渴①，气上撞心②，心中疼热③，饥而不欲食，食则吐蛕④，下之利不止。

【词解】

①消渴：饮水多而口渴仍不解的症状。非同于内科杂病范畴的消渴病。

②气上撞心：病人自觉有气向心胸部冲逆。此处的"心"泛指心胸部位。

③心中疼热：胃脘部疼痛，伴有灼热感。

④食则吐蚘：进食后会吐出蛔虫。蚘，同"蛔"。

【释义】

本条讲述厥阴病上热下寒证的证候特征。

肝为风木之脏，内寄相火，主疏泄。邪犯厥阴，则肝气横逆，最易乘犯中焦脾胃。肝气上逆犯胃，多从阳化燥，出现胃热津伤，口渴思饮，饮水后仍不能解渴。逆气上冲犯胃，每见胃脘部灼热作痛，嘈杂似饥，并有顶窜上攻之候。由于肝木犯脾，致脾土不运，故虽饥而不欲食。脾虚肠寒，若已感染蛔虫者，则易于扰动，而见吐蛔。若因上热，过用清下，则脾阳更伤，脾气下陷，利下不止。

本证易与单纯胃热脾寒证混淆，其鉴别要点，在于有无肝气上冲顶窜等症。

【原文】

厥阴中风，脉微浮为欲愈，不浮为未愈。

【释义】

本条讲述从脉象浮沉判断厥阴病预后。

邪入厥阴，病邪在里，若正气趋旺，奋起抗邪，则脉象应之浮而向愈；正气不足，则正不能奋起抗邪，脉仍沉而病不能向愈。

【原文】

厥阴病，欲解时，从丑至卯上①。

【词解】

①从丑至卯上：指丑、寅、卯三个时辰，相当于凌晨1～7时。

【释义】

本条从人与自然相关理论推测厥阴病欲解的时辰。

丑至卯上指丑、寅、卯三个时辰，是1～7时的一段时间，为自然界阴尽阳生的阶段。根据天人相应理论，此时段自然之气与人体厥阴经气相通，厥阴经气得渐生的自然之气相助，正气渐充，其病易解。正因为此，厥阴病往往在丑、寅、卯三个时辰内得到缓解。

【原文】

厥阴病，渴欲饮水者，少少与之愈。

【释义】

本条讲述厥阴病热将去津不及复或阳虽复津不及布的辨证与护理。

渴欲饮水，是热将去而津未及生，或阳虽复而津未及布，少少与之饮水，渴即得愈。

此处的"渴欲饮水"既不同于胃热津伤，亦非肝热内迫，热盛耗液。"少少与之愈"，点出了其区别之处。其意义在于：厥阴病中出现口渴，应仔细辨证；对厥阴病恢复阶段的口渴，要护理有方，不要恣饮无度，以免水饮内停。

【原文】

伤寒，先厥，后发热而利者，必自止，见厥复利。

【释义】

本条讲述从病人厥、热变化推测阳气消长及病情转归。

手足厥冷并见下利，其下利呈现发热时消失、厥冷时复利的特征，证候性质多属虚寒。此类厥利并见的厥为真正的寒厥、利为真正的寒利，因此，病人必见一派阳伤寒盛之象，如神情委顿、畏寒肢冷、下利清冷、口淡不渴、舌淡苔白、脉微细等症。

虚寒证厥热交替，下利亦随之进退，这是病人阳气盛衰变化的反映。因阳虚寒盛致手足厥冷、下利清谷者，若阳气来复，正能与邪相抗争，则必见发热，其下利随阳旺而停止。反之，若阳复不及，或些微之阳再度耗散，则厥利又复并见。

【原文】

伤寒始发热六日，厥反九日而利。凡厥利①者，当不能食，今反能食者，恐为除中②。食以索饼③，不发热者，知胃气尚在，必愈，恐暴热来出而复去也。后日脉之④，其热续在者，期之旦日夜半⑤愈。所以然者，本发热六日，厥反九日，复发热三日，并前六日，亦为九日，与厥相应，故期之旦日夜半愈。后三日脉之，而脉数，其热不罢者，此为热气有余，必发痈脓也。

【词解】

①厥利：手足厥冷而又下利。

②除中：证候名，中气败绝之危候。病人胃气垂绝应不能进食，现反要多吃，是胃气衰竭时的一种反常表现。

③食以索饼：给病人吃面条之类的食物。"食"读作饲（sì），给东西与人吃的意思。索饼，是以面粉做成的条状食物。

④脉之：此处是诊查疾病。

⑤旦日夜半：次日的半夜。

【释义】

本条讲述从厥、热的长短推测疾病不同转归。

病人发热6日后，手足厥冷却长达9日，而且伴见下利（下利物必清稀），为厥多热少之证，是阴盛阳衰的反映。此病人阳气衰微，脾胃消磨不力，应当不能食。若反见能食者，是症状与病机不符，临床需仔细观察分析。因"能食"既有胃气未至大虚者，亦有胃气欲绝（除中）者，两证性质迥然有别。

喂饲"索饼"是判断中气存亡的一种测试方法。索饼系面制的条索状物，所以能验中气的存亡，是因为其进入胃肠后，必赖中气以消磨。

中气仅剩些微之人，在消化索饼的过程中，必令中气更伤，而致阳气浮散，而且索饼停积于中焦，更阻虚阳出入，病人因而突然发热，且其热暴来暴去，犹如残灯之焰，忽明忽暗，系虚阳外散之象，应伴见手足逆冷、精神委顿等阳气衰微症状。

中虚不甚之人，食入索饼后，虚阳未至外浮，一般并无发热现象，疾病常可向愈。

胃气由虚转实之人，食入索饼后，也可能有发热，但其发热是持续不断的，不会暴来暴去，其预后又与病人的厥热胜复有关。

手足厥冷的天数与发热的天数相等，所谓"本发热6日，厥反9日，复发热 3 日，并前 6 日，亦为 9 日，与厥相应"，且精神渐转爽慧，脉象亦转和缓者，是疾病向愈的佳兆。

食入索饼后，发热不止，脉数者，病情由寒化热，邪热转盛，致血肉腐败，常可形成痈肿，是热复太过。

【原文】

伤寒先厥后发热，下利必自止，而反汗出，咽中痛者，其喉为痹①。发热无汗，而利必自止，若不止，必便脓血，便脓血者，其喉不痹。

【词解】

①其喉为痹：指喉部肿痛闭塞不畅。

【释义】

本条讲述厥阴寒证化热、阳热内盛的两种变证。

由厥而热或由热而厥的厥热胜复证，是厥阴病进程中的一种特殊表现形式。一般而言，病人由手足俱厥、下利清稀，向发热转化，是阳气回复、正气奋起抗邪的表现，随着阳气的升发，病人下利亦将告止。发热预示着机体正气渐旺，通过自身的调节，病人脉象会趋于和缓，周身温暖舒适，疾病常可向愈。

若病人发热不退、汗出、咽中疼痛，甚则喉中痹阻不畅，或见发热无汗、利下脓血臭秽，又是所谓阳复太过之证，常伴见口渴心烦、舌红苔黄、脉数等表现。其中发热、汗出、咽中疼痛作痹，是邪热在于气分，为火热上熏之故。若见发热无汗、利下臭秽脓血不止，是邪热由气分迫入大肠血分，致血肉腐败之候。

上述两证仅是厥热转化过程中可能见到的变证举例，而非必然所见。

【原文】

伤寒一二日至四五日，厥者必发热。前热者后必厥，厥深者热亦深，厥微者热亦微。厥应下之，而反发汗者，必口伤烂赤①。

【词解】

①口伤烂赤：口腔糜烂，舌上生疮。

【释义】

本条讲述热厥证的病理、治则及治禁。

"厥者必发热",表明病人厥与发热并见,因此与前述厥证不同。究其原因为热邪郁伏,故复云"前热者后必厥",是指病人之厥起于发热之后,与前述厥热转化病理过程中阳气复伤的"由热复厥"不同,区别之点在于热厥是"厥者必发热",手足虽冷,但身反发热。"厥者必发热",意在强调其在热厥辨证中的意义。由于热厥的形成与热邪郁伏关系密切,故热邪郁伏愈深重,手足厥冷愈严重。反之,热邪郁伏愈轻浅,手足厥冷愈轻微。

关于热厥证的治疗,张仲景提出了"厥应下之"的治法,实际就热厥而言,下法固然是可用之法,但却非唯一方法,根据热厥证候多样性及其热势的轻重,清、下等一切能祛除邪热的方法皆可使用。

热厥多由热邪郁伏于里,故多以清、下之法,而若以发汗治之,则不仅药不得病所,更因"发表不远温"而导致邪热愈炽,出现火热上炎,口腔破溃、红赤的变证。

【原文】

凡厥者,阴阳气不相顺接,便为厥。厥者,手足逆冷者是也。

【释义】

本条指出厥证的病理及其证候特征。

《伤寒论》中的"厥"是以手足逆冷为特征的一类病证。

从临床分析,厥证的原因众多,证候各别,故张仲景用一"凡"字,寓有"厥"非一种,宜当细辨之意。通观《伤寒论》全篇,便有气郁厥、寒厥、热厥、水厥、痰厥、蛔厥、冷结膀胱关元厥以及血虚寒凝厥等种类。尽管如此,厥证形成的机制又有其共通之处,张仲景概括为"阴阳气不相顺接",可谓深得其要,真正体现了中医学探求疾病之本的思想。

中医学认为五脏之气健旺则气血流畅,温煦濡养四末,四末自然温暖。或因邪实阻隔,或因气血虚衰而推动无力,里气不得外达,表里失却交通,自然手足逆冷,此即张仲景所谓"阴阳气不相顺接"的含义。

【原文】

伤寒脉微而厥，至七八日肤冷，其人躁无暂安时者，此为藏厥①，非蚘厥②也。蚘厥者，其人当吐蚘。今病者静而复时烦者，此为藏寒③，蚘上入其膈，故烦，须臾复止，得食而呕，又烦者，蚘闻食臭出，其人常自吐蚘。蚘厥者，乌梅丸主之。又主久利。

乌梅丸方

乌梅三百枚　细辛六两　干姜十两
黄连十六两　当归四两　附子六两，炮，去
皮　蜀椒四两，出汗④　桂枝六两，去皮
人参六两　黄柏六两

上十味，异捣筛，合治之，以苦酒渍乌梅一宿，去核，蒸之五斗米下，饭熟捣成泥，和药令相得，内臼中，与蜜杵二千下，丸如梧桐子大。先食饮服十丸，日三服，稍加至二十丸。禁生冷、滑物、臭食等。

【词解】

①藏厥：即脏厥，是指内脏真阳极虚而致的四肢厥冷。

②蚘厥：是指因蛔虫窜扰而引起的四肢厥冷。

③藏寒：这里指肠中虚寒。

④出汗：是指以微火炒蜀椒，使其所含水分及油质向外蒸发或渗出的意思。

【释义】

本条讲述脏厥与蛔厥的辨证、蛔厥的治疗及乌梅丸的功用。

病人手足厥冷，同时脉亦微弱，且病程长有七八日，全身肌肤触之亦冷，病人烦躁不安，无有安时，此属于脏厥，而非蛔厥证。

脏厥证缘于脏气真阳大衰，机体失却温养，因而其不仅手足冷，肌肤亦冷，由于阳气大虚，失于敛藏，浮游不定，因而始终烦躁不安，且手足躁动更为明显。

蛔厥证缘自蛔虫窜扰致阴阳逆乱，必有吐蛔病史可寻，由于并非真阳大衰，病人虽厥，其程度必不甚深，肌肤亦不至冷，此外，蛔厥之烦躁乃蛔虫窜扰所致，故多时作时止，非若脏厥证的始终烦躁不安可比。

蛔虫所以窜扰而致发生厥证，除与蛔虫性喜攻窜有关外，更与脏腑阴阳失调及病人食入饮食关系密切。如因肠寒或饮食不当而致蛔虫蛰居环境改变，易使蛔虫激惹发生攻冲走窜之变，上窜之蛔误入胆道，阻碍胆气，影响肝气疏泄，出现肝胆郁热、气机逆乱之象，因见手足逆冷、气上撞心、心中疼热、烦躁发作有时等症。

蛔厥虽起于蛔虫窜扰，但在机体却表现为肝气郁滞化热、肠中阳虚生寒的上热下寒证。根据"寒者热之、热者寒之"的治疗学思想，当以清上（肝、胃）温下（脾、肠）治之，方用乌梅丸。

方中乌梅为君，苦酒（酸醋）渍之更助其酸，敛肝阴而制木火之横逆上亢；伍人参可培土以御木侮；伍细辛、蜀椒辛能入肝，疏肝而不使过亢；伍黄连、黄柏，酸苦涌泄以泄肝火；伍当归可养肝血而滋肝体，以固厥阴之体。合方以芩、连苦寒清泄上攻之木火；附子、干姜、细辛、蜀椒之辛开厥阴气机，疏通阳气而温下寒。寒热并行，清上温下，辛开苦降，相辅相成。由于蛔虫有"得酸则静，得辛则伏，得苦则下"的特性，乌梅丸中乌梅、苦酒酸以制蛔；黄连、黄柏苦以下蛔；蜀椒、细辛、干姜、附子辛以伏蛔，合而成为治蛔效方。

从乌梅丸效应分析，本方在对蛔厥的病因——蛔虫产生直接作用的同时，更能调理蛔扰所致的脏腑阴阳失调。因此，该方不仅治疗蛔厥，也能治疗厥阴肝热犯胃、脾肠虚寒的多种病证，如久利不愈等。

【原文】

伤寒热少微厥，指头寒，嘿嘿不欲食，烦躁，数日小便利，色白者，此热除也，欲得食，其病为愈。若厥而呕，胸胁烦满者，其后必便血。

【释义】

本条讲述热厥轻证的两种转归。

此厥见于发热不甚，且其厥亦仅限于指头部位，足见热邪内郁较轻，即"热微者厥亦微"。由于热邪内郁，不得外达，故除发热轻、指头寒外，还可见及神受热扰的烦躁及热郁胃气不苏的嘿嘿不欲食等证候。

一般认为其热在胃，实际结合本证出现"嘿嘿不欲食"及其后热转盛、厥加深而并见"呕，胸胁烦满"等症来看，应该属于少阳胆火内郁轻证，与单纯胃热内郁的白虎汤证不同，而与少阴病篇四逆散证更为相似。

由于热势较轻，随着时间的推移，人体有望通过自身的调节机制实现体内阴阳的平衡，此时病人往往小便通利、颜色由黄转白，热邪渐去，胃气得苏，病人还希望进食自养，最终实现病体的阴平阳秘，疾病向愈。

相反，虽经一定时日，病人却由微厥而至厥明显，且伴见呕者，是肝胃郁热明显之象，热郁而经气不畅，因见胸胁烦满，肝胃郁热下逼，损伤络脉，更有便血之虞。

至其便血既可见肝胃郁热下迫大肠之大便下血，更可见水道络脉损伤的小溲下血，因厥时的小便不畅且颜色黄赤便是水道蕴热的表现。

【原文】

病者手足厥冷，言我不结胸，小腹满，按之痛者，此冷结在膀胱关元^①也。

【词解】

①膀胱关元：此处指少腹部位。关元即关元穴，在脐下 3 寸，属任脉经穴。

【释义】

本条讲述冷结下焦厥证脉症。

病人手足厥冷，属于厥证。根据病人小腹胀满，且按之疼痛，显属邪气内实有余之证，盖实邪内结则气机阻滞，因致阳气不达而见手足厥冷之象。

此外，据"言我不结胸"及胀满疼痛位居小腹，不难确定其邪踞所在。

关于邪结的寒热性质，张仲景虽未列出可赖辨别的相关证候表现，却在条文中明确病性属"冷结在膀胱关元"。因此，不难想及尚应见及寒邪凝滞的相关证候，诸如小腹喜热恶冷、小便清长、口淡不渴、舌淡苔白、脉迟等，只是因其证属邪实内结，故病人必苔白而有根、脉迟而有力，与阴盛阳虚证不同。

本证治法，后世有谓以外灸关元、气海等穴，内服当归四逆加吴茱萸生姜汤的方法，实际仍未尽与证合。前已述及，本证绝非单纯阳虚，亦非阳虚基础上再受寒邪凝结，而是寒凝实结的实证。因此，治疗当以温散寒结为首务，后世《医学发明》天台乌药散、《景岳全书》暖肝煎等可用。

【原文】

伤寒发热四日，厥反三日，复热四日，厥少热多者，其病当愈；四日至七日，热不除者，必便脓血。

【释义】

本条从热、厥时间的长短推断厥证的病势及转归。

从病人先发热、后见厥、复发热的临床表现及病程中发热与手足发厥时间长短的比较，可以推知这一病理进程中阳气的通达与否及其盛衰变化，从而大致推断厥证的演变趋势及其转归。

就此而言，条文中"三日""四日""七日"等应是约略之辞，实际含有长短比较的意思。

病人在发热后见手足厥冷，既有属热邪内郁而致的阳气不达，亦有属阳气由盛转衰的阳失温煦。若见于前者，病人手足冷同时必伴见胸腹灼热，口干舌红等，此属热厥；若属后者，其手足冷时胸腹必不热，甚或周身畏冷，口淡不渴，舌淡苔白，病属寒厥。两者由热而厥的转化虽相似，性质却有天壤之别。

由热而厥有上述寒热属性的不同，与此相应，由厥复发热亦可见诸不同的病理转化中。若为寒厥则是阳气渐复，四末得以温煦之候。若为热厥，多是热邪渐退，阳郁得伸之象。

厥、热时间相等或热稍多于厥为顺象，即"厥少热多者，其病当愈"。厥多于热，多为阳复不及或阴寒复聚之象，预后不佳。如因过用阳药而生火，或因邪热复聚而燔炽，则血肉腐败，化为脓血，亦属逆候。

【原文】

伤寒厥四日，热反三日，复厥五日，其病为进。寒多热少，阳气退，故为进也。

【释义】

本条讲述厥多热少，其病为进的病势推断。

厥、热更替及其时间长短，反映了机体阴阳盛衰的变化。病人因阳虚而见手足厥冷，4 日后续见发热，又是机体阳气恢复的佳兆，但由于发热仅见 3 日，其后手足复见厥冷，且时间达 5 日之久，反映机体阳气来复不及且有衰退之势，故其病为进。

【原文】

伤寒六七日，不利，便发热而利，其人汗出不止者，死，有阴无阳①故也。

【词解】

①有阴无阳：这里意思是只有阴邪而无阳气。

【释义】

本条指出有阴无阳者病情险恶。

伤寒六七日，为病人三阴之时，但因未见下利，且未有发热之候，说明病虽属三阴，而阳虚却不太甚。

其后出现发热，似有阳气来复、正能奋起抗邪之兆，但若属阳气来复，一般不应下利，即或是"脾家实"的"腐秽当去"，亦当有"必自止"的结局，此处张仲景不仅未言下利"必自利"，更在"其人汗出不止"表现的基础上将该证断为"死"证。

此处的"发热"为虚阳外浮之象，故多与"其人欲近衣被"并见，"汗出不止"是阳虚失固，故多见汗出清冷，或淋漓不绝之象；与阳明热盛的"身热，汗自出，不恶寒，反恶热"不可同日而语。

如能再结合口渴有无、舌、脉等其他症状，不难做出区分。正因为其阳虚进一步加甚，且到了阳失固摄的危境，故言其"死"，实质是反映病情的险恶程度。

【原文】

伤寒五六日，不结胸，腹濡①，脉虚复厥者，不可下，此亡血②，下之死。

【词解】

①腹濡：腹部按之柔软。

②亡血：这里指阴血亏虚。

【释义】

本条讲述血虚致厥的辨证及其治禁。

伤寒病历五六日，是邪可能入于里而见结胸、腑实等里实证的时日，现病人既未见胸脘硬满，疼痛拒按等结胸证，更未见邪入肠腑的腹满痛等阳明腑气内结证，张仲景以"不结胸""腹濡"五字，为病虽久而邪未与有形之实相结的诊断提供了依据。

邪既未内入与有形实邪内结，又见虚而无力的脉候，则"手足厥冷"径可排除系实邪壅盛、气血阻滞所致，亦正因其厥缘之于虚，故攻下之法禁用，所谓"诸四逆厥者，不可下之，虚家亦然"即是。

尽管此处的"不可下"是因为阴血亏虚，但"脉虚复厥"也有阳气虚衰者，辨证时应当仔细分辨。血虚致厥不仅禁下，亦当禁汗。

【原文】

伤寒脉促，手足厥逆，可灸之。

【释义】

本条指出阳虚脉促，治宜温灸。

本条的"伤寒脉促，手足厥逆"是虚寒之候，故可用灸法治疗。

阳气不足何以会出现促脉？后世注家汪苓友认为"阴寒之极，迫其阳气欲脱，脉亦见促"；"真阳之气本动，为寒所迫，则数而促"，此说可供参考。

同为促脉，临床又如何分辨其属于虚寒抑或是阳热亢盛？后世认为鉴别之点在于脉的有力、无力。若能结合四诊所见，则更能准确把握其属性。

【原文】

伤寒，脉滑而厥者，里有热，白虎汤主之。
白虎汤方
知母六两　　**石膏**一斤，碎　　**甘草**二两，炙　　**粳米**六合
上四味，以水一斗，煮米熟，汤成去滓，温服一升，日三服。

【释义】

本条讲述无形热盛致厥的证治。

脉滑而厥，滑为脉来动数流利，与四肢厥冷同见，是热盛气壅之象。因是无形邪热内壅致厥，故为热厥。

本条叙证简略，根据其证候特征及治疗着眼点，病人还应见及胸腹灼热、口渴欲饮水，舌红苔黄等。其脉滑既反映了病人里热壅盛，亦表明了其邪热未至与有形实邪相结，故脉多滑数有力。

热厥因热邪内壅为证候特征，其治应以清泄邪热为法，用白虎汤去其邪热，热去厥自还。

【原文】

手足厥寒，脉细欲绝者，当归四逆汤主之。

当归四逆汤方

当归三两　桂枝三两，去皮　芍药三两　细辛三两　甘草二两，炙通草二两　大枣二十五枚，擘（一法，十二枚）

上七味，以水八升，煮取三升，去滓，温服一升，日三服。

【释义】

本条讲述血虚寒凝致厥的证治。

"手足厥寒"是言其部位尚局限于四肢末端，而未延及上部，反映其逆冷程度不是很严重；"脉细欲绝"反映其血虚、脉道不充的病理本质。合而观之，其厥虽有阳气不足的存在，更有阴血亏虚、脉道失充、手足失却血液温养的影响，因此，与前述四逆汤证单纯阳虚致厥相较，不仅阳虚程度不同，病机性质亦有较大区别。

由于气为血之帅，血为气之母，气不足不仅不能温煦四末，更不能推动血行，载气以温四末，甚至出现血行凝滞之象，因此，该类病人除可见及阳气不足、阴血亏虚的手足厥寒、脉细欲绝症外，更当见及血虚及寒凝的相应表现。由于血虚，病人常有面色萎黄不华、头晕心悸、爪甲少华、唇色淡白等症；因于寒凝，病人多见及手足遇冷青紫、舌有紫气紫斑等表现。妇人多伴月经延期，经来腹痛，经色黑而有血块等。

针对上述阳虚不足，温煦不力，阴血因寒而凝、因虚失濡的复杂病机，治疗中既应注意温经散寒以治手足厥寒，更应在温经的同时益养阴血、复脉通经，用当归四逆汤为宜。

本方是桂枝汤去生姜，增大大枣用量，并伍入当归、细辛、通草组成。方中以桂枝、细辛温阳通脉；当归辛温，为血中气药，既能与芍药相伍以养血和血，更能助桂枝温通之力；桂、辛、归、芍相伍，温通而不嫌其燥，甘润而不虑其腻。方中更以通草助桂枝、细辛、当归通血脉之力，甘草、大枣甘温补中，滋气血之源。诸药相配，共为温经散寒、养血通脉之剂。

【原文】

若其人内有久寒者，宜当归四逆加吴茱萸生姜汤。

当归四逆加吴茱萸生姜汤方

当归三两　芍药三两　甘草二两，炙　通草二两　桂枝三两，去皮　细辛三两　生姜半斤，切　吴茱萸二升　大枣二十五枚，擘

上九味，以水六升，清酒六升和，煮取五升，去滓，温分五服。一方，水酒各四升。

【释义】

本条讲述血虚寒凝兼肝胃陈寒证的证治。

本条是在血虚寒凝的基础上又兼久寒的证治。病情仍以血虚寒凝为主，故仍当见及前条所述的症状表现。兼有久寒，从方中用吴茱萸、生姜分析，二药入肝、胃二经，因知其寒为肝胃之寒无疑。正因肝胃有寒，结合前述吴茱萸汤证的相关表现，不难推知病人可见及干呕、吐涎沫、头痛、不能食等寒在肝、胃的证候表现。

与当归四逆汤相比，本方加入了温降肝胃的吴茱萸、生姜，对肝胃虚寒，气机上逆者更属对证。方中以清酒和水煎药，更能增强其通阳散寒之力。

【原文】

大汗出，热不去，内拘急[①]，四肢疼，又下利厥逆而恶寒者，四逆汤主之。

【词解】

①内拘急：腹中挛急不舒。

【释义】

本条讲述阳虚阴盛寒厥证兼有表邪不去的证治。

本证虽列于厥阴，但其性质实属少阴阳衰，因其出现厥逆，为了与厥阴之"厥"鉴别，才连类提出。也有医家认为本条所述之证不仅是少阴阳气内虚，更有表证未除。还有医家认为本条所述之证为厥阴寒盛于内，格阳于外的重证。

"少阴阳气内虚兼表证未除"能比较全面地反映条文所述证候的性质，如"病发热头痛，脉反沉，若不差，身体疼痛，当救其里，四逆汤方"，"脉浮而迟，表热里寒，下利清谷者，四逆汤主之"，都与本条有相似之处。少阴阳虚为急，虽然夹有表证，亦当以治里为先。

【原文】

大汗，若大下利，而厥冷者，四逆汤主之。

【释义】

本条讲述误治伤阳后阳衰阴盛厥证的辨治。

误治后伤阳，阳虚阴盛而致厥。后世医家对误治种类的认识有分歧。一种观点认为本条是缘于误汗，因大汗而致阳伤，阳气耗散，而见大下利、手足厥冷等证。另一种观点则认为"大汗"及"大下利"皆属误治方法，病因一误再误，导致阳气耗散，因见厥冷之候。征之临床，上述两种情况皆有可能存在，只要手足厥冷的性质属于阳虚寒盛，便可用回阳救逆的四逆汤。

【原文】

病人手足厥冷，脉乍紧者，邪①结在胸中②，心下满而烦，饥不能食者，病在胸中，当须吐之，宜瓜蒂散。

【词解】

①邪：这里指停痰食积等致病因素。

②胸中：概括胸胃而言。

【释义】

本条讲述痰阻胸中致厥的证治。

病人手足厥冷，若属阳虚阴盛，必脉来微细无力，此则脉现紧象，从其证候分析，还应紧而有力，是邪（痰）结于胸中使然。正因痰阻胸中，胸阳阻隔，气机不畅，阳气不达四末，因见手足厥冷之候，其"阴阳气不相顺接"的主因是"痰"；正因痰阻胸中，胸脘气机不畅，中焦升降失司，因见心下痞满、烦闷不舒及脘中饥嘈但又不能食等证，根据其痰阻的病机本质，病人还应见及头昏目眩、舌苔厚腻等痰阻之象。

正因痰阻胸脘，病位偏上，遵循《素问》"其高者，因而越之"的治疗思想，当用吐法，俾痰浊去，阳气通，而手足厥冷自除。

关于本条所述的病位，因其列于厥阴病篇，且以手足厥冷为主症，故多以为其病在厥阴，实际从其本质来讲，其与肝经、心包经并无太大关联，所以放在厥阴病篇，仍然是连类而及使然。

瓜蒂散方论选录《医宗金鉴·删补名医方论》："瓜蒂极苦，赤豆味酸，相须相益，能除胸中实邪，为吐剂中第一品也。"《伤寒论》中述及瓜蒂散证三条：一者，出于太阳病篇，以"胸中痞硬，气上冲喉，咽不得息"为主症；二者，出于少阴病篇，以"饮食入口则吐，心中温温欲吐，复不能吐，始得之，手足寒，脉弦迟"为主症；三为本条，见于厥阴病篇，以手足厥冷、脉紧等为主症，虽然表现各有侧重，但病性则一，即同为痰阻胸脘之候，故其治法方药相同，体现了"异病同治"的治疗思想。

【原文】

伤寒厥而心下悸，宜先治水，当服茯苓甘草汤，却^①治其厥；不尔^②，水渍入胃^③，必作利也。

茯苓甘草汤方

茯苓二两　甘草一两，炙　生姜三两，切　桂枝二两，去皮

上四味，以水四升，煮取二升，去滓，分温三服。

【词解】

①却：然后。

②不尔：不这样，指不先治水。

③水渍入胃：这里指水饮渗入肠中，胃实指肠而言。

【释义】

本条讲述胃阳不足、水饮内停致厥的证治及其延误治疗后的转归。

手足厥冷同时见有心下悸动不安，从"宜先治水"分析，是水饮内停所致。厥是阴阳气不相顺接致成，水饮亦是重要原因之一。津液在局部不正常堆积，留而为饮，阻碍阳气的运行及阴阳之气的相互交接，最终形成以手足厥冷为特征的厥证。

水饮内停的具体部位，从病人症见"心下悸"及病情进一步发展出现"水渍入胃"而见下利的转归分析，其水饮显然是停于胃肠。何以知之，首先从"水渍入胃，必作利也"分析，其"下利"的病机是水饮迫肠、肠失传导所致。文中的"胃"包括胃、肠。

由于证属水饮内停胃肠，而其根本在于脾胃阳气不足，因此本证除厥、心下悸，或见下利外，还可能出现不能食，口淡不渴，舌淡苔白滑等寒饮内停的表现。

证属胃阳不足、寒饮内停，治当温化以散其水，水散则阳气得通，阴阳交接，不治厥、悸，而厥、悸自除。水饮得化，不致下迫，肠不受累，则不会出现下利的变证。

方中茯苓甘淡以渗利水湿；桂枝辛温，既可温阳化气以助茯苓利水除湿，更可与甘草合用辛甘化阳以通血脉，并除厥逆；生姜辛散，功擅温胃散水，与茯苓同用，更增化饮通阳之力。

【原文】

伤寒六七日，大下后，寸脉沉而迟，手足厥逆，下部脉不至，喉咽不利①，唾脓血，泄利不止者，为难治，麻黄升麻汤主之。

麻黄升麻汤方

麻黄二两半，去节　升麻一两一分　当归一两一分　知母十八铢　黄芩十八铢　葳蕤十八铢，一作菖蒲　芍药六铢　天门冬六铢，去心　桂枝六铢，

去皮　茯苓六铢　甘草六铢，炙　石膏
六铢，碎，绵裹　白术六铢　干姜六铢

上十四味，以水一斗，先煮麻黄
一两沸，去上沫，内诸药，煮取三升，
去滓，分温三服。相去如炊三斗米顷，
令尽，汗出愈。

【词解】

①喉咽不利：咽喉疼痛，吞咽困难。

【释义】

本条讲述邪热陷肺，正伤脾寒，虚实夹杂证的证治。

本条虽列于厥阴病篇，同为厥证，与乌梅丸证亦有上热下寒的相似病机表现，但其病位却属肺与脾，是肺热脾寒之候。

"喉咽不利，唾脓血"，是因伤寒误用大下，邪不外泄，反陷入里，而肺合皮毛，邪气内陷最易内归于肺，壅遏化热而成肺热之证。喉咽乃肺与外界相通的要冲，肺热上冲，壅聚于喉，发为喉咽不利；肺热内闭，壅遏气血，化为脓血，因见唾脓血之证。正因肺热内闭，阳气内郁，因见手足厥逆之候，故其手足冷更多属于阳郁肺热的热厥证。肺位最高，上以候上，肺热内闭，气血阻遏，寸脉因见沉而迟之象。

"大下后"的"泄利不止"，即反映了脾寒的病机，结合麻黄升麻汤中所用的桂、姜、苓、术、草等味，则不难理解这一病机是存在的。

"下部脉不至"，既有认为是"尺脉不至"，亦有认为是"足部脉不至"，但却反映了或为在上的阳郁导致阳气不得下达，或为在下的脾气内虚导致推动无力。

证属肺热脾寒，清上热有碍脾气，温脾阳又恐助上热，温清两难，故属难治。针对如此复杂证候，张仲景选择了温清并用、补泻并投的复合治法。

方中重用麻黄，与石膏、甘草相伍，发越郁阳，清泄肺热，有越婢汤意；升麻升提散郁，既能助麻黄升散之力，亦可引黄芩、知母等苦寒之味直趋肺之高位以清肺热，更有增甘温之剂以举脾气下陷之能，一药而兼三用，可谓用功精巧；当归、天门冬、芍药、葳蕤四味养阴血而滋肺燥，因脓血乃热壅肺络后气血腐败之物，唾后必致阴血耗伤，故在清解肺热同时，配用甘润之品以滋其燥，有标本兼顾之义。

上述几组配伍主要针对肺热上壅。与之相对，方中更以桂枝、茯苓、白术、干姜、炙甘草等甘温之品温中祛寒、运脾通阳，只是方中药量殊少，只有六铢，足见其脾虚之轻。因此，合方虽曰清上（肺）温下（脾）、温清并用、补泻并投，实际是侧重于清上热，其温脾之力较弱，藉此亦反映出麻黄升麻汤证是肺热上壅较重、脾气虚寒较轻的证候。

【原文】

伤寒四五日，腹中痛，若转气下趣①少腹者，此欲自利也。

【词解】

①下趣：转气向下迫近少腹。趣一作趋，又同"促"，迫也。

【释义】

本条指出伤寒病程中欲作下利的先兆。

伤寒病经四五日，病人出现腹痛，并觉腹中有气自上向下冲迫，直至少腹，这些都是将要发生下利的先兆。

由于本条出现在厥阴病篇，故而历代医家多以为是厥阴阳虚，寒盛下利，从临床实际分析，出现此等证候既有病属厥阴者，更有尚在太阴者，即使病人厥阴，亦有因阳虚寒盛或肝热内迫者，更有肠道湿热内蕴或寒热错杂者，临床应结合其他证候仔细分辨。

【原文】

伤寒本自寒下，医复吐下之，寒格①更逆吐下，若食入口即吐，干姜黄芩黄连人参汤主之。

干姜黄芩黄连人参汤方

干姜　黄芩　黄连　人参各三两

上四味，以水六升，煮取二升，去滓，分温再服。

【词解】

①寒格：这里指上热与下寒相格拒，其证以饮食入口即吐为特征。

【释义】

本条讲述上热下寒相格拒的证治。

伤寒病程中如出现肠腑结实之证，自当采用寒下之法，但因寒下乃祛邪攻击之剂，极易引发证情变化，故需据下后情况，对治疗方案做相应调整。如果不察病情变化，恣意再以吐、下之法治之，则病情会进一步发生变化，因误吐不仅具升散动火之性，更有伤津化热之变，而误下则易致脾阳耗伤，形成胃热内蕴，脾阳耗伤的脾寒与胃热格拒的寒格证。值此之时，如医者一误再误，再以吐、下之法治之，则寒热格拒之象更形加重，出现脾升胃降逆乱、饮食入口即吐的重证。

根据本证脾寒上格、胃热气逆的病机特征，方中用芩、连清泄胃热，俾胃热得清、胃气得降、呕吐自止；干姜辛温祛寒，寒去则脾气得升，下利可停；人参甘温，益气补中，以复中焦升降斡旋之职，更利寒热诸药各行其道，以解胃热脾寒之阻格。方中苦寒味重之芩、连与甘温之姜、参同用至三两，足见该方以苦寒降泄为主的配伍用意，显示了该方攻补兼施之中以清泄胃热、降胃止呕为主的治疗思想。

本证与前述黄连汤证、栀子干姜汤证虽皆属胃热脾寒，但其间病机、证候表现又有细微差异。概括而言，本证以脾寒胃热相格拒的胃热气逆、食入即吐为主；黄连汤证虽亦可见及胃热上逆，但"欲呕吐"的一个"欲"字反映其呕吐表现未至太甚或仅有泛恶之感，而以脾寒络阻的腹中痛更加明显，这可能正是方中用桂枝以通阳和络止痛之目的所在；与上二证不同，栀子干姜汤证的上热较轻，未至胃热气逆，而仅见胃热的"微烦"之候，脾寒则存在较多的相似。

【原文】

下利，有微热而渴，脉弱者，今自愈。

【释义】

本条指出虚寒下利自愈的预兆。

虚寒下利病人，病程中见微微发热，且口中作渴，脉现弱象是欲自愈的征兆。

病人由不发热向微发热的转变，反映出阴邪渐化，寒邪渐去，正气奋起抗邪之势；值得注意的是，张仲景特别强调病人发热是微热，认为微热才是转愈佳兆。否则，若见大热，则或为阳复太过，或为虚阳外浮，又都非佳象。

虚寒下利病人，由于寒湿内蕴，口多不渴。如病人由口不渴向口渴转化，乃寒湿渐化，津不及布的表现，与热盛津伤不同，临床较易区分。此外，此处下利口渴与少阴自利而渴亦有较大区别，因少阴自利而渴，多见畏寒肢冷，脉来微细，不似本证手足有转温之趋，精神有转振之势。

脉弱既反映了病程中正气不足，亦表明其时邪气不盛，值此之时，病人才有向愈之机。

【原文】

下利，脉数，有微热汗出，今自愈，设复紧，为未解。

【释义】

本条讲述寒利自愈与不解的脉症判别。

本条紧承上条，列出了寒利证自愈的另一种表现及不解的证候特征。条文中"设复紧，为未解"句中的"复"字，点出了在脉数出现前，当见"紧脉"，属于虚寒下利之脉。下利同时脉现数象，并见微发热汗出，即是病欲自愈之象，应是反映了患病机体阳气回复、正气渐旺、正能奋起驱邪的机转。其脉数必兼和缓之象，为正能与邪相抗争的反映，而若数而空豁，则虽数亦非欲自愈之候；病程中由原来的不发热转为微发热是正能胜邪的标志，若大热暴现，又当注意其虚阳暴脱的另一端；汗出见于下利欲自愈之证是阳气渐充，津得输布，灌溉全身的佳象，但必微微汗出方为佳兆，若大汗出不止又是津气外泄、阳失外固之候。因此，下利欲自愈的判断不仅要注意四诊的合参，更应注意相关证候表现在不同病理转化中的特征。

下利病程中脉由数而和缓复转为紧者，是邪气复聚，寒邪又盛之象，为病不解。

【原文】

下利，手足厥冷，无脉者，灸之。不温，若脉不还，反微喘者死；少阴负趺阳①者为顺也。

【词解】

①少阴负趺阳：少阴即太溪脉，用以候少阴肾气盛衰；趺阳即冲阳脉，用以候阳明胃气盛衰。少阴负趺阳，即太溪脉小于趺阳脉。

【释义】

本条讲述寒利证运用温灸后的预后判断。

阴盛阳虚，清气不升则下利；真阳耗伤，四末失温故手足厥冷；阳气不足无以鼓动血脉，因见无脉之候。值此之时，治当温补阳气。灸法作为温补阳气的快捷治法对此类证候有确切的疗效，但疗效是否显现尚取决于病情的轻重。若用灸法后厥冷不回、脉搏不出，往往是阴寒极盛而阳气已绝，病情至为严重，若再加上微喘，则为肺肾之气已绝之象，故主死候。

若于温灸后寸口脉虽未及，但太溪脉有微弱搏动，趺阳脉搏动更为明显的，提示肾阳虽衰而胃气尚存，病虽重而仍可救治，故为顺候。

【原文】

下利，寸脉反浮数，尺中自涩者，必清脓血。

【释义】

本条讲述热利热壅气滞、血肉腐败出现的病证转变。

热邪内蕴不去，火热上冲故见寸脉浮数之象；热邪下迫，肠腑经络气血阻滞，因见尺脉滞涩不利。热壅气血，血肉腐败，故见大便下脓血之证。

【原文】

下利清谷，不可攻表，汗出必胀满。

【释义】

本条指出里虚寒证兼表的治则及治禁。

下利清谷为脾肾阳虚、清气不升、腐熟无力的表现，病人可能还当伴见畏寒肢冷、小便色白、舌淡苔白滑、脉微细等脾肾阳衰的证候表现。值此正气不足之时，机体抵御外邪力下降，极易招致外邪的侵袭，出现里虚寒兼表证的复杂证候。

对此类证候的治疗当以"攘外必先安内"为治疗准则，否则，一经发表，不仅外邪不去，更会因汗出阳伤，导致在里虚阳的外散，出现脾阳更耗、寒湿更盛、气机阻滞证之腹部胀满表现。

【原文】

下利，脉沉弦者，下重①也；脉大者，为未止；脉微弱数者，为欲自止，虽发热，不死。

【词解】

①下重：肛门部有重滞的感觉。

【释义】

本条讲述从不同脉候来判断下利预后的顺逆。

下利脉见沉弦，沉为在里，弦为气机不畅，故常伴后重之感。下利而脉象现大反映邪气盛实，故病不会转愈，所谓"大则病进"、"大则邪至"。下利脉现微弱数者是邪气渐至衰微，阳气逐渐回复之象，故下利必将自然停止，即或有发热之象，亦是正能抗邪之象，因邪气已衰，病人预后必不至太过凶险。

【原文】

下利，脉沉而迟，其人面少赤，身有微热，下利清谷者，必郁冒①汗出而解，病人必微厥。所以然者，其面戴阳②，下虚③故也。

【词解】

①郁冒：头昏目眩如物覆蒙，乃虚阳奋与邪争，邪将从汗解的先兆。

201

②其面戴阳：疾病过程中，病人出现面部淡红如妆，浮游不定的表现为戴阳，乃假热之象。因红色属阳，面色发红犹如阳气戴于上面，故称戴阳。

③下虚：下焦虚寒。

【释义】

本条讲述阴盛阳虚轻证下利可得郁冒而解的机转。

下利，脉沉而迟，面赤，身热，下利清谷等症，一派阴盛阳虚之象，治当温补阳气，破阴回阳，方得生机，应无自愈之理，何以病人可得郁冒汗出而解？

几个程度副词点出了缘由所在，病人虽下利清谷，脉沉而迟，但面赤是"少赤"，身热是"微热"，手足厥是"微厥"，"少"与"微"既是对相应症状轻重的描述，更是对病人阳虚程度较轻的判定。正因其阳虚程度较轻，生机之阳未得尽散，患病机体在进行自我充分调养过程中，正气有渐复的可能，随着正气渐趋充盛，正气蓄积到一定程度时，必会出现正邪交争激烈的病理生理反应，出现心胸郁闷、头晕目眩、汗出，随之病解的转归。所以会出现这样的变化，归根结底是下焦阳已虚的缘故。

上述阴盛阳虚之证，待其自然恢复自是幸事，但抓住时机辅以适当调治，对促进病情向好的方向转化，则更有裨益。

【原文】

下利，脉数而渴者，今自愈。设不差，必清脓血，以有热故也。

【释义】

本条讲述寒利阳复自愈及阳复太过的转属。

下利属阳虚，脉当现沉紧，今反见脉数且口渴的是阳气有恢复之机，反映正能与邪相争，津液未及得布，随着时间推移，机体将发挥自我调节机制，而疾病自愈。如果阳气来复，疾病不能自愈，说明机体阴阳不能达成平衡，多属阳复太过之证，因为阳热偏盛，必见下利脓血的症状表现。

【原文】

下利清谷，里寒外热，汗出而厥者，通脉四逆汤主之。

通脉四逆汤方

甘草二两，炙　附子大者一枚，生，去皮，破八片　干姜三两，强人可四两

上三味，以水三升，煮取一升二合，去滓，分温再服。其脉即出者愈。

【释义】

本条讲述虚寒下利致阴盛格阳证的辨治。

下利清谷为脾肾阳衰、清气不升、腐熟不能之象，较之一般下利清稀其阳气损伤尤重。里寒外热不是证候性质，而是对证候表现的概括，所谓"里寒"是指由脾肾阳衰而致的下利清谷、畏寒肢冷、小便色白、舌淡苔白滑、脉细欲绝等；所谓"外热"并非指表热之证，而是指病人由于正阳些微，虚阳被格拒于外而见的一系列证候表现，诸如身大热反欲得衣被、面赤如妆、浮游不定等。

汗出是阳气衰微，阳不固阴而致，与表证汗出不同，更与里热证汗出不可同日而语。

手足厥冷正是阳气衰微、四末失于温煦的真实反映。正由于阳气衰微明显，已至虚阳被格于外的局面，故治疗不仅应注意温补虚阳，更应使内外格拒得到解除，否则将有阳气外散之虞。

【原文】

热利下重者，白头翁汤主之。

白头翁汤方

白头翁二两　黄柏三两　黄连三两　秦皮三两

上四味，以水七升，煮取二升，去滓，温服一升。不愈，更服一升。

【释义】

本条讲述厥阴肝经热邪迫肠下利的证治。

"热利"二字既指出了该证以下利为特征的证候特点，又揭示了该证热邪下迫大肠的性质，由此亦不难想见该证应具有下利臭秽、肛门灼热、小溲黄赤、口苦而干、舌红苔黄、脉数等热邪内蕴之象；"下重"二字点出了该证肝热内迫、气机阻滞的另一侧面，正因为此，气血必为之壅遏，病人自当见腹痛之证。

气机壅滞，气血壅遏，加之热邪内蕴，壅遏气血，极易化为脓血，因

此常见利下脓血之证。

肝经热邪，下迫大肠，当以凉肝清热止利为治，方用白头翁汤。方中以白头翁为主药，其味苦性寒，能凉肝舒肝，尤善清下焦热毒，是治肝经下迫大肠下利的要药。

黄芩、黄连苦寒，清热坚阴，并厚肠胃；秦皮苦寒，能清肝胆及大肠之热，且能凉血坚阴止利。四药相伍共成凉肝解毒、清肠止利之剂。

同为下利便脓血，本证与少阴病篇桃花汤证性质迥然有别。

本证热利下重，下利物臭秽，脓血色泽鲜亮，伴口渴欲饮等热象。桃花汤证性质属虚寒，乃脾肾阳虚，关门不固，不能摄血使然，其下利必滑脱不禁，绝不应见里急后重之证，所下脓血晦暗不泽，腥冷不臭，且口必不渴、舌淡不红。

【原文】

下利腹胀满，身体疼痛者，先温其里，乃攻其表，温里宜四逆汤，攻表宜桂枝汤。

桂枝汤方

桂枝三两，去皮　芍药三两　甘草二两，炙　生姜三两，切　大枣十二枚，擘

上五味，以水七升，煮取三升，去滓，温服一升，须臾，啜热稀粥一升，以助药力。

【释义】

本条指出虚寒下利兼表治当先里后表。

本条的下利腹胀满，非热邪内蕴，亦非寒湿外侵，而是脾肾阳虚，火不温土，腐熟无权，寒湿不运，气机壅滞之证，其下利物必清稀，甚或完谷不化，腹满亦必"腹满时减，复如故"，喜得温按，另见舌淡胖、苔白滑等阳虚寒湿内蕴之象。

在此基础上，病人复见身体疼痛，是夹有表邪，属于里虚兼表寒不解的表里同病，治疗当以温补里虚为急。

里气先虚，径以表散，会令已虚正气更形耗散，表邪反有入里传变之虞，先安其内，则正气健旺，尤可驱使表邪外散。里气充实，下利停止后，若表邪尤在，可再拟表散之剂，以外散其邪。

只是此时里虚证初差，正气尚未完全恢复，故应选择既可散表邪，又不碍里气的方剂治之。桂枝汤既能解肌祛风、调和营卫而祛在外之邪，更有内和脾胃之力，用于此等证候，至为恰当。

其证虽然见体疼痛，断不可用峻烈之剂麻黄汤，以防耗散太过，触动里气。

《伤寒论》中涉及里虚兼表的证治较多，其治疗先后又随表里证轻重缓急的不同而各异。

如本条以里虚为重，故径拟先里后表之法。桂枝人参汤证虽属表里同治，但其用方仍突出在治里虚为主。麻黄附子细辛汤证与麻黄附子甘草汤证，亦属表里同治，但其已无在里下利，其里虚已属较轻，故治以温散为主，温里为次。

【原文】

下利欲饮水者，以有热故也，白头翁汤主之。

【释义】

本条补述厥阴热利的证候表现。

厥阴热证下利，除下重的表现外，还有因热邪内蕴致津液耗伤的口渴欲饮水证，这是热证下利诊断的又一依据。

"欲饮水"是热证下利的重要诊断依据，但不是唯一依据。从临床来看，下利欲饮水更有证属阳虚水津不能上承者，少阴病"自利而渴"就是指此而言。

热证下利必见利下物臭秽、口渴喜冷饮、小便色黄、舌红苔黄腻、脉数等；阳虚下利，津不上承的口渴，其利下物多清稀、口虽渴但不多饮或喜热饮、小便色白、舌淡苔白、脉细，两者可资鉴别。

【原文】

下利谵语者，有燥屎也，宜小承气汤。

【释义】

本条指出热结旁流下利的证治。

下利与谵语并见，是燥热内结，用小承气汤治疗。以方测证，应见腹中胀满疼痛，拒按，口干而苦，舌红苔黄燥等，其下利物必臭秽难闻，且纯为臭水，属燥屎阻结于肠，热迫津液下奔。

其虽见下利，但燥屎内结依然，故结者自结、流者自流。

其病机为燥结阻于肠道，故拟攻下通府的小承气汤，"通因通用"，俾燥结得去，邪热得清，则下利自除，是不治利而利自止的治本之法。

【原文】

下利后更烦，按之心下濡者，为虚烦也，宜栀子豉汤。

【释义】

本条指出大便通利后无形邪热内郁的心烦证治。

大便通利后，有形之燥结可随之而去。若在便通后心烦更盛，但按之心下、脘腹部柔软，是燥结已去，邪热未除之象。"虚烦"非为正虚所致，而是相对于有形实结内停而言。

正因实结已去，无形邪热内扰，致心神失宁，故宜清宣无形邪热，用栀子豉汤。

大便通利是有形实结得去的可能条件，但不是唯一条件，也有下利而燥结仍在者，前条小承气汤证即指此而言。

验之之法，以手触按脘腹部，可推之有形实结存在，或胀满疼痛拒按，是实结仍在，仍可使用通下法治疗。

【原文】

呕家有痈脓者，不可治呕，脓尽自愈。

【释义】

本条指出内有痈脓而致呕的治疗禁忌。

呕因痈脓内积而作者，不可单纯止呕，待脓尽痈消则呕自除。因痈脓内积而致的呕吐常是正气奋起驱邪外出的反应，若见呕只知止呕，必致邪不得出而致生他变。

本条提出了"见呕休止呕"的治疗主张，不仅对内痈致呕的治疗有指导意义，对其他邪实致呕的治疗也具有普遍意义。

【原文】

呕而脉弱，小便复利，身有微热，见厥者难治，四逆汤主之。

【释义】

本条讲述阴盛阳虚致呕的证治。

呕而脉弱是阳气不足，阴寒上逆之象。小便复利是肾阳亏耗，固摄无力，常见夜间尿多。身有微热是虚阳外浮，与表证之发热并见及里热轻的微热证性质迥异，鉴别之处在于虚阳外浮之身有微热，必微热而欲近衣被，小便色白。阳气内虚，不能温煦四末，因见手足厥冷之证。

由于阳气内虚，阴邪上逆，虚阳外浮，故断为难治，宜用四逆汤急温其阳，冀阳回阴退而呕自止。

表证的发热，必寒热并见，脉现浮紧或浮缓，伴头身疼痛等肌表不和之象。里热轻证，其热虽微，但必不欲近衣被，小便色黄，伴口渴饮水，脉来数而有力。均应作鉴别。

【原文】

干呕，吐涎沫[1]，头痛者，吴茱萸汤主之。

吴茱萸汤方

吴茱萸一升，汤洗七遍　人参三两　大枣十二枚，擘　生姜六两，切

上四味，以水七升，煮取二升，去滓，温服七合，日三服。

【词解】

[1]吐涎沫：吐出清稀唾液。

【释义】

本条讲述肝胃虚寒、浊阴上逆的证治。

肝阳不足则阴寒内盛、寒气上逆，最易乘犯胃土而作干呕之状；阳虚疏达无力，土壅水积留而为饮，随气上逆，证见吐出唾液清稀；肝寒气逆，循经上冲，清阳不利则头痛，由于厥阴肝经与督脉会于巅顶，故肝寒上逆头痛常以巅顶痛为特征。

正是由于病机痕结在肝寒气逆，所以治疗以温降肝逆为主，俾肝木得温，气逆得降，干呕、吐涎沫、头痛自除，是不止呕而呕自止，亦是"治病求本"的又一范例。

本条与上条皆为阳虚寒气上逆犯胃作呕，本条以肝寒上逆为主，前条重在肾阳不足，两者病位有所不同。前条阳虚严重，见阳浮身热等难治症候。本条阳虚相对较轻，未至虚阳外浮。虽然同属阳虚所致干呕，前条治以温肾复阳，后条治以温肝降逆。

吴茱萸汤是治疗阳明中寒与厥阴虚寒证的主方，因二者都有阳虚阴盛、寒凝气逆的共同病机，同时还与方中君药吴茱萸兼入阳明、厥阴有关。

【原文】

伤寒大吐大下之，极虚，复极汗者，其人外气怫郁①，复与之水，以发其汗，因得哕。所以然者，胃中寒冷故也。

【词解】

①外气怫郁：病人体表郁滞无汗而有烦闷之感。外气，指体表之气。怫郁：《辞海》中释义为"悒郁，心情不舒畅"。

【释义】

本条讲述胃寒致哕及其成因。

吐、下之法，本是伤寒病程中常用的治法，用于邪盛正实，效如桴鼓，但需中病即止，以免过剂伤正。

恣意吐、下，常致脾胃阳气大虚，若再以辛温峻剂误汗，汗后旋又表气不畅，且烦闷异常者，是脾胃之气已伤，营卫生化乏源，无以作汗之候，若误以为证属表郁未解，而以饮水助发汗，则胃阳损伤更重，寒象内生，水邪停积，胃气上逆，因见呃逆之证。

究其机制，是"胃中寒冷"，失于运化所致。

第八章 辨霍乱病脉证并治

霍乱是以突发呕吐下利为主要临床表现的病证。霍，有急骤、卒然之意；乱，即缭乱、变乱之意。因其发病突然，顷刻之间吐泻交作，挥霍缭乱，故名为霍乱。

霍乱多由饮食不洁，冷热不调，或感受暑湿、寒湿、疫疠之邪，伤及脾胃，导致中焦升降失职、清浊相干、气机逆乱而成，正如《灵枢·五乱》所说："清气在阴，浊气在阳，营气顺脉，卫气逆行，清浊相干……乱于肠胃，则为霍乱。"

本篇所讨论的霍乱病实际上包括了多种急性胃肠病变。后世根据临床表现的不同，将霍乱分为湿霍乱和干霍乱两类。即上吐下泻，挥霍无度者，为湿霍乱；欲吐不吐，欲泻不泻，腹中绞痛，烦闷不安，短气汗出者，为干霍乱。本篇所论当属湿霍乱。因为湿霍乱又有因寒因暑之异，故有寒霍乱与热霍乱之分。寒霍乱者，因于寒湿；热霍乱者，因于邪热。本篇论述的仅仅是寒湿霍乱，而未涉及热霍乱。现代医学所说的由霍乱弧菌引起的霍乱，与本病证的概念不同，临证需作鉴别。

【原文】

问曰：病有霍乱①者何？答曰：呕吐而利，此名霍乱。

【词解】

①霍乱：以吐利交作为主证，病势急而变化快，挥霍之间便致缭乱。

【释义】

本条指出霍乱的诊断要点。

呕吐有下利暴作，是诊断霍乱的重要指征，但尚须与其他病证相鉴别。首先，"呕吐下利"作为霍乱病的主证，往往见于起病突然，且证候表现剧烈。此与其他病证影响及胃肠而见"呕吐下利"不同；该病证有挥霍、缭乱的特性，常见吐下无度、心腹胀痛不安等，病情往往在很短时间内即发生变化，出现伤阴损阳之变。其他病证，即或出现吐利，亦不会立即导致阴阳耗竭。

因此，以"呕吐下利"并见作为诊断霍乱病的要点固然重要，但尚需从证候表现轻重、病势演变缓急等多方位考察，才不至于发生误诊。

【原文】

问曰：病发热头痛，身疼恶寒，吐利者，此属何病？答曰：此名霍乱。霍乱自吐下，又利止，复更发热也。

【释义】

本条论霍乱病证波及肌表的脉症。

暑湿、寒湿、疫疠秽浊之气外侵，或饮食不节，致邪气踞于中焦，脾胃升降失司，是霍乱病的基本病理。因此，霍乱以突然发生剧烈的呕吐下利为特征。

由于人体是一个有机的整体，如同邪郁于表可影响及里一样，踞于中

焦之邪亦可波及肌表，导致营卫功能失常，而见恶寒发热、头痛身疼之证。因此，霍乱除出现剧烈的呕吐、下利证候外，尚可伴有恶寒发热、头痛身疼等营卫不和之证。本条所述即是霍乱在里之邪波及肌表时所见的证候类型。

因为霍乱的吐利是病从内发，而非误治，故张仲景称其"自吐下"。该证若里气平和则吐利会自然消失，

但由于肌表营卫之气尚未调和，故还可见发热等肌表不和之证。

【原文】

伤寒，其脉微涩者，本是霍乱，今是伤寒，却四五日，至阴经上，转入阴必利，本呕下利者，不可治也。欲似大便，而反失气，仍不利者，此属阳明也，便必硬，十三日愈，所以然者，经尽故也。下利后当便硬，硬则能食者愈，今反不能食，到后经中，颇能食，复过一经能食，过之一日当愈，不愈者，不属阳明也。

【释义】

本条讲述霍乱后复染伤寒的证候特点及霍乱病后的病理转归。

机体感受外邪，正气奋起抵抗，其脉应现浮象，今脉不浮而反见微涩，显然内有虚象。究其缘由，系霍乱后阴阳两伤，复感外邪所致。霍乱由于吐泻剧烈，病程中极易出现伤阴损阳之变，此时即使霍乱病证已除，但若不加养慎，又极易招致外感。正气先虚，外邪侵入后，正气无力与之抗争，故脉现微涩之象。

霍乱后正虚感邪，不仅初起证候与一般伤寒病人有别，且病后转归亦不同。由于霍乱病位踞于中焦，病后脾胃之气损伤尤为突出，脾升胃降之机一时难以恢复，在此基础上感受外邪，病邪最易传入中焦，所以病经四五天，即可传入阴经，致脾失升清而下利；若病人再现脾胃升降气机逆乱，吐利并见，则治疗更为困难。因本已阴阳俱不足，复加吐利并见，则正虚更甚，极易发生阴竭阳脱之变。

若霍乱病人胃气较强，则正气渐有恢复之机，故病人见"欲似大便，而反失气"之象，是脾胃健运、中焦气机升降得以复常的象征，故虽病经时日，外侵之邪亦难入阴经，故"仍不利"，由于脾升胃降之机渐得恢复，病人大便会由稀溏转硬。此类病人由于正气有恢复之机，故虽感外邪亦能待正旺后驱邪外出，故"十三日愈"。

霍乱病下利止后，如脾气渐旺，则大便会逐渐转硬，此时胃纳功能恢复，又是疾病向愈的重要因素。病人胃纳如常，则正气得食气之助，更易驱邪外出，故病易愈。即或一时胃纳功能不能复常，但随着时间的推移，胃纳转常者，亦会出现正旺驱邪的向愈局面。

如仍不愈，则病情较为复杂，病变不是仅仅局限于胃纳功能方面，可能还有其他原因，需重新审察。

【原文】

恶寒，脉微而复利，利止亡血①也，四逆加人参汤主之。

四逆加人参汤方

甘草二两，炙　附子一枚，生，去皮，破八片　干姜一两半　人参一两

上四味，以水三升，煮取一升二合，去滓，分温再服。

【词解】

①亡血：此处作亡失津液解。

【释义】

本条讲述霍乱阳气衰微、阴液将竭证治。

霍乱病人见恶寒脉微下利等象显是阳气衰微之候，认识颇为容易。对张仲景在条文中提出的病人由下利到利止的转变颇应引起注意，初看起来，病情似乎有好转之趋。然而，从张仲景对该病证性质的判断来看，病人的病情非但没有好转，反认为病情出现了"亡血"之变。

此处的"亡血"应是亡津液的互词，"利止"乃利下过度以至津液耗竭，无物可下而出现的证候特征，并非病情转愈之象。故而本证性质应是阳气既虚、阴分亦不足。

关于亡血亡津液与阳气得复利止的区别，则可根据四诊合参而得以分别。如虽利止，但恶寒更甚，脉象细微，且四肢逆冷、躁扰不宁、眼眶凹陷者属阳亡液脱之象；若利止同时伴脉转和缓有力，或由短见长，且四肢转温、精神转振为阳回欲复的佳兆。

由于本证不仅阳气衰微，更因利下过度而致阴亦欲竭，故治疗不仅应顾其阳，亦应兼顾其阴。方用四逆汤回阳救逆为主，更以人参大补元气、生津益液。

【原文】

霍乱，头痛，发热，身疼痛，热多欲饮水者，五苓散主之；寒多不用水者，理中丸主之。

五苓散方

猪苓去皮　　**白术**　**茯苓**各十八铢　　**桂枝**半两，去皮　　**泽泻**一两六铢

上五味，为散，更治之，白饮和，服方寸匕，日三服。多饮暖水，汗出愈。

理中丸方

人参　**干姜**　**甘草**炙　**白术**各三两

上四味，捣筛，蜜和为丸，如鸡子黄许大。以沸汤数合，和一丸，研碎，温服之，日三四，夜二服。腹中未热，益至三四丸，然不及汤。

汤法，以四物依两数切，用水八升，煮取三升，去滓，温服一升，日三服。若脐上筑①者，肾气动也，去术，加桂四两；吐多者，去术，加生姜三两；下多者，还用术；悸者，加茯苓二两；渴欲得水者，加术，足前成四两半；腹中痛者，加人参，足前成四两半；寒者，加干姜，足前成四两半；腹满者，去术，加附子一枚。服汤后，如食顷②，饮热粥一升许，微自温，勿发揭衣被。

【词解】

①脐上筑：筑，捣也。形容脐上跳动不安，如捣物之状。

②食顷：约吃一顿饭的时间。

【释义】

本条讲述脾阳虚否对寒湿阻遏霍乱证治的影响。

霍乱属邪阻中焦，而中阻之邪复可波及肌表，故霍乱在吐利同时常常伴见恶寒、发热、头痛、身痛等肌表之证。由于中焦阳气盛衰的不同，病人的证候表现会出现细微的差异。

若脾阳尚旺，正气奋起与邪抗争，则可见发热症状明显的"热多"之象；而若属脾阳不足，导致正气不能与邪相争，则多见恶寒症状明显的"寒多"之象。

对文中"热多""寒多"的理解历来存在争议。不少人以为"热多""寒多"是指证候性质，而若结合所用之方则不难理解其真正含义。如"热多"果属湿热霍乱或病已化热伤津，岂有用温阳化气利水的五苓

散之理？因此，条文中的"寒多""热多"实际言及的是恶寒、发热症状表现的轻重，张仲景借此所要反映的是中焦阳气盛衰的不同，从两证性质而言，应该都是寒湿阻于中焦之证。

寒湿内阻，治当温化疏利，若脾阳尚旺者，则治疗着眼点在于使脾运复常而湿邪有出路，故以五苓散化气运脾，渗利水湿，脾运得健，寒湿得利，则脾升胃降之机得以恢复，而吐利自得解除；况五苓散不仅有运脾、内利寒湿之功，更具外疏和表之能，故用后不仅吐利能速得缓解，肌表不和之象亦能速除。

对中阳不足明显者，由于脾运功能减退，仅以运脾利湿力有不及，故需赖甘温补益以振奋中阳，兼以刚燥以化寒湿，方用理中丸，至其服法，需待病人腹中有由冷转热之感者方为有效，否则应增加用药分量；若属病情重、急，因丸剂作用和缓，恐力有不及，又需赖汤剂以增强其温化之力。药后饮入热粥亦是增强药效、温养中气的重要方法之一。

理中丸的方后加减，是针对其病理进程中可能见及的不同兼证而设的，应明确是举例而非全部。

如兼见脐上跳动为兼肾虚水寒上冲，故去掉白术之壅补，仿桂枝加桂汤意，增入桂枝以温阳制水平冲；若因脾阳不足，致寒饮内停，上冲于胃而见呕吐者，则治疗又当去白术之壅补而仿茯苓甘草汤意，加生姜以化饮和胃降逆；若脾土不厚，清气不升，水湿下注者仍用白术之厚土；若因水气凌心而致心下悸者，加用茯苓既可利水，更可宁心定悸；若渴欲饮水由脾运不健，津不上承者，宜重用白术以补土布津；因中虚而致腹中痛喜按者，重用人参以补虚缓急而止痛；而如属中寒明显，腹中冷痛，手足不温者，宜重用干姜以温中散寒止痛；若阳虚寒凝致气滞不行，腹中胀满不舒者，应去白术之壅，增附子辛温通阳以散寒除满。

【原文】

吐利止而身痛不休者，当消息①和解其外，宜桂枝汤小和②之。

桂枝汤方

桂枝三两，去皮　芍药三两　生姜三两　甘草二两，炙　大枣十二枚，擘

上五味，以水七升，煮取三升，去滓，温服一升。

【词解】

①消息：斟酌之意。

②小和：即微和，谓不需猛烈之剂。

【释义】

本条讲述霍乱里证消失而营卫不和的证治。

霍乱吐利停止，首先得分清其吉凶。若为里气调和，脾升胃降之机得以恢复，则在吐利止同时，应见精神爽慧、手足转温、苔腻渐化、脉来和缓等佳象；若属吐下太多，无物可吐可利者，则吐利止同时当见精神萎靡、手足冰冷、眼眶凹陷、皮肤干瘪、脉微欲绝等。

对"身痛不休"性质的判定，一般认为是微邪在表不去，此外，亦有为营卫之气不和而不夹表邪者，不可不知。若"身痛不休"属里气调和而营卫未调或微邪在表者，应当采用桂枝汤调治，因该方不仅能外和营卫，更有利于霍乱病后脾胃升降之机的恢复。

若对霍乱病后身疼痛施用猛烈之剂，则欲速而不达，并将招致津气进一步损伤，因霍乱之后往往津气两伤，前人所谓"吐下之后，定无完气"是也。

然而，对吐利虽止而证属津气耗竭、无物可下的身痛不休，桂枝汤亦不适宜，需根据病情性质，灵活选用相应方剂，如白通加猪胆汁汤之类，以先治其里。

【原文】

吐利汗出，发热恶寒，四肢拘急①，手足厥冷者，四逆汤主之。

四逆汤方

甘草二两，炙　干姜一两半　附子一枚，生，去皮，破八片

上三味，以水三升，煮取一升二合，去滓，分温再服。强人可大附子一枚、干姜三两。

【词解】

①四肢拘急：四肢拘挛紧急，即所谓抽筋。

【释义】

本条讲述霍乱心肾阳衰、肌表失和的证治。

霍乱以中焦脾胃升降之机逆乱为主。在其病理进程中，从正气的角度分析，既有脾阳未至太虚的五苓散证，亦有脾阳已虚的理中丸证，更有心肾阳气衰微的四逆汤证。

本条所述即是并发心肾阳气衰微的霍乱吐利证。心肾阳气衰微，阴盛于内，虚阳不得温运中焦脾胃，因而霍乱病表现将进一步加重。

阳衰不固，营阴不守，见汗出之象。"发热恶寒"一证，前人多认为属"虚阳外浮"，如果是，则绝非四逆汤所能胜任，而当用通脉四逆之类治之，鉴此，其性质仍当为邪在中焦波及肌表或夹有表邪之象。

阳衰温煦不力，筋脉失于柔顺，故手足厥冷、四肢拘急，《素问》所谓"阳气者，精则养神，柔则养筋"是也，前人有谓属"阴阳两伤"，若如此，张仲景何不用太阳病篇先温阳、后益阴或阴阳并补之现成方法？因此，本条实际仍是阳伤为主，所不同者，只是阳伤更重，出现了心肾阳虚之候。

正因其阳衰为急，故治疗仍遵循"伤寒，医下之，续得下利，清谷不止，身疼痛者，急当救里。后身疼痛，清便自调者，急当救表。救里宜四逆汤，救表宜桂枝汤"的先后原则，里急先救里，以四逆汤治之。

第九章　辨阴阳易差后劳复病脉证并治

阴阳易是因房事导致男女之间互相染邪而发生的病证。差后劳复是疾病痊愈期因劳累、饮食、起居等因素导致疾病复发的病证。

伤寒热病初愈，正气尚虚，气血未复，余邪未尽，当此之际，唯宜慎起居，调饮食，静养调理，防止疾病复发。古人认为，若病后因房事导致男女之间互相染邪而发生的病证，称为阴阳易。若不因房事，而由于饮食起居失常，作劳伤正，疾病复发者，称为差后劳复。其中因劳而发者，称为劳复；因饮食调理不当而发者，称为食复。

【原文】

伤寒阴阳易①之为病，其人身体重，少气，少腹里急，或引阴中拘挛②，热上冲胸，头重不欲举，眼中生花，膝胫拘急者，烧裈散主之。

烧裈散方

妇人中裈，近隐处，取烧作灰。

上一味，水服方寸匕，日三服，小便即利，阴头微肿，此为愈矣。妇人病，取男子裈，烧服。

【词解】

①阴阳易：因病后过早房事而致疾病复发的病证。由于病后精气虚损，症状与原病已大有不同，故称"易"，"易"作变异解。亦有认为"易"作交易解，谓病后交媾，男病传女，女病传男。

②阴中拘挛：牵引阴部拘急痉挛。

【释义】

本条讲述阴阳易证治。

伤寒病后大多正气内虚而余邪留恋，过早房事一则易耗不足之气，二则损却内虚之精，余邪乘虚而发，导致阴阳易证。病人身体沉重、感觉气少不足以息是房事后耗伤元气之象；少腹紧张急迫，有的甚至出现阴部牵引拘挛，是阴精内亏、筋脉失去濡养之证；房事后伤及肾中之精，致令精亏于下而火热之毒炎于上，病人出现热气上逆冲于胸膈，头重抬不起，眼睛发花，膝和小腿拘急痉挛之象。

此证实则为"房劳复"证，针对精气内耗、热毒留扰这一虚实夹杂的病机，治当调补阴阳，祛除热毒之邪。

烧裈散是张仲景用于治疗阴阳易证的方药，该方取用男子或女子裤裆或裙裆近阴部的布料，烧灰制成。传统理论认为，该方能畅利小便，使热毒从阴部下泄，进而达到引邪外出之目的。历代医家皆从阴阳相求、引热毒下行来解释其作用机制。《外台秘要》等古典医籍中有类似病案的记载，但今人验之临床者甚少。现代诊断学中对阴阳易证的研究内容阙如，该方药的作用机制存疑，有待研究后重新评估。

从历代有关阴阳易的证治内容来看，阴阳易证并非烧裈散一张方剂所能胜任，从检阅文献来看，尚应结合阴阳易证的不同病机来进行论治，《外台秘要》等典籍中有治疗阴阳易方药数种，可以参看。

【原文】

大病①差后②，劳复③者，枳实栀子豉汤主之。

枳实栀子豉汤方

枳实三枚，炙　栀子十四个，擘　豉一升，绵裹

上三味，以清浆水④七升，空煮取四升，内枳实、栀子，煮取二升，下豉，更煮五六沸，去滓，温分再服，覆令微似汗。若有宿食者，内大黄如博棋子大⑤五六枚，服之愈。

【词解】

①大病：严重的疾病。中医认为中风、伤寒、热劳、温疟等均属大病之类。

②差后：是热病过程中余邪未尽，正气损伤，机体功能尚未完全恢复正常时出现的一组病理变化的总称。应当指出，它不是一个独立的病证，而是包括了一组表现各异的临床证候。

③劳复：病后正气尚虚、邪犹未尽时，因劳力过度而诱发的病证。

④清浆水：一说即淘米泔水，久贮味酸者佳，如徐灵胎持此观点；亦有认为是将粟米烧成饭后投入水中，浸五六天后，生白花，色类浆，则清浆水即成，如《本草蒙筌》。

⑤博棋子大：一说"长二寸，方一寸"大小，如《千金方》；一说"长一寸、方一寸"大小，如《服食门》。

【释义】

本条概述劳复证证治方药。

劳复证的特征是因"劳"而致病复发，不仅有体力劳动、脑力劳动及房劳等"劳"形式上的差异，更有过早或过度劳作内容的不同。至于其形成机制，大多是因病后劳则气上，余热复聚使然。

所述劳复证候，内容至为简单，需以方测证，并结合方后注逆推的方法，来加以理解。使用方药是枳实栀子豉汤，该方由栀子豉汤加枳实三味药组成，据方药分析，所述之证应属无形热盛致气机郁滞。

既然所用之方是在栀子豉汤基础上加减而成，可见此证应有热郁胸膈证的证候特征，因此病人出现心烦懊恼，胸中窒闷，舌红苔薄黄等症势在必然。方中复用枳实，古人喻之有"冲墙倒壁"之功，足见其行气散结之峻，张仲景将其用于此显见该证气郁之甚；对枳实的具体作用部位，《名医别录》谓其主"破结实，消胀满，心下急痞痛"，可见其作用主要是行心下胃脘部气滞，其气郁部位以心下胃脘部为主。本证与栀子豉汤证及栀子厚朴汤证至为相似，需仔细区别，三汤证相较，栀子豉汤证虽亦可因热郁盛而见"胸中窒""心中结痛"等气机郁滞之候，但气郁部位偏于胸中（上）；枳实栀子豉汤证则气机郁滞偏于胃脘（中）；栀子厚朴汤证以栀子豉汤去豆豉之升浮，并径用枳实、厚朴两味直入腹中以行腹中气滞，部位应在腹中（下）。由此分析可见，虽然三汤证所治之方皆以栀子豉汤为基础，但稍作化裁则所得之方有上浮、中踞、下趋之妙，这种临证变通思想应是吴鞠通"治上焦如羽，非轻不举；治中焦如衡，非平不安；治下焦如权，非重不沉"治疗学理论演绎的基础。

劳复治用枳实栀子豉汤，仅是举例而已，临床所见劳复的证候类型较为复杂，医生应结合所见之证，灵活选方用药。

【原文】

伤寒差以后，更发热，小柴胡汤主之。脉浮者，以汗解之，脉沉实者，以下解之。

小柴胡汤方

柴胡八两　人参二两　黄芩二两　甘草二两，炙　生姜二两　半夏半升，洗　大枣十二枚，擘

上七味，以水一斗二升，煮取六升，去滓，再煎取三升，温服一升，日三服。

【释义】

本条讲述差后发热的不同证治。

发热是临床常见证候，亦是病人大病差后易见的症状之一。对其认识常有两种不同的倾向。其一认为差后发热多属虚证，是因阴血不足，不能配阳，致阴虚阳浮所成，治当补养阴血以潜浮阳。另一看法则认为发热属邪热复炽或复感外邪，主张以清解祛邪为先。

本条对差后发热的处理以汗、下、和解三法，昭示差后发热其证各异。在汗、下二法选方上未置定数，含有因证情不同，可灵活选方的思想，是"观其脉证，知犯何逆，随证治之"原则的又一体现。